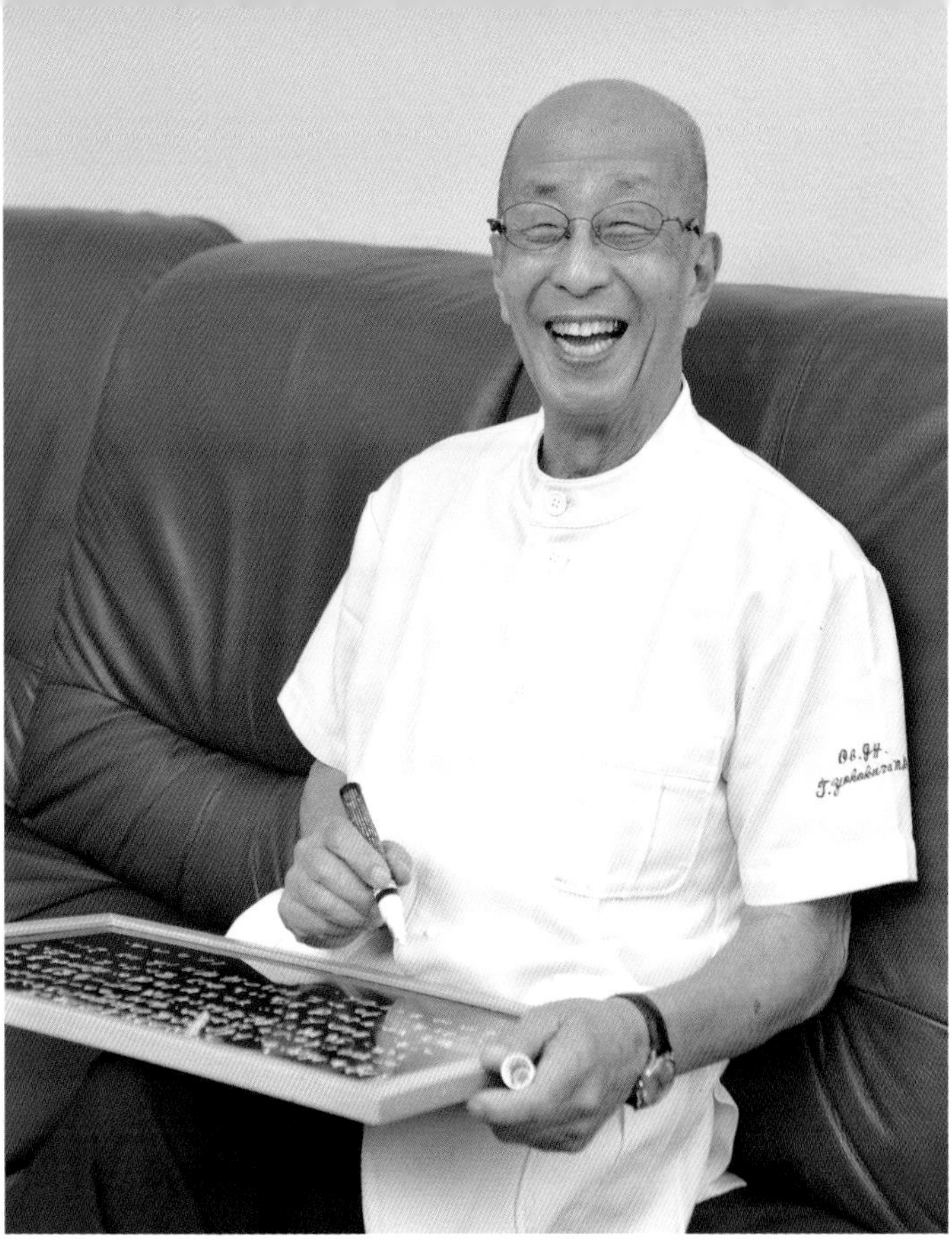

開院以来24年間、毎朝出勤して、黒板に「今朝の院長の独り言」を書くことから、1日の仕事が始まります。書きたい放題書いています。たまに、ある女性への密かなメッセージのこともあります。

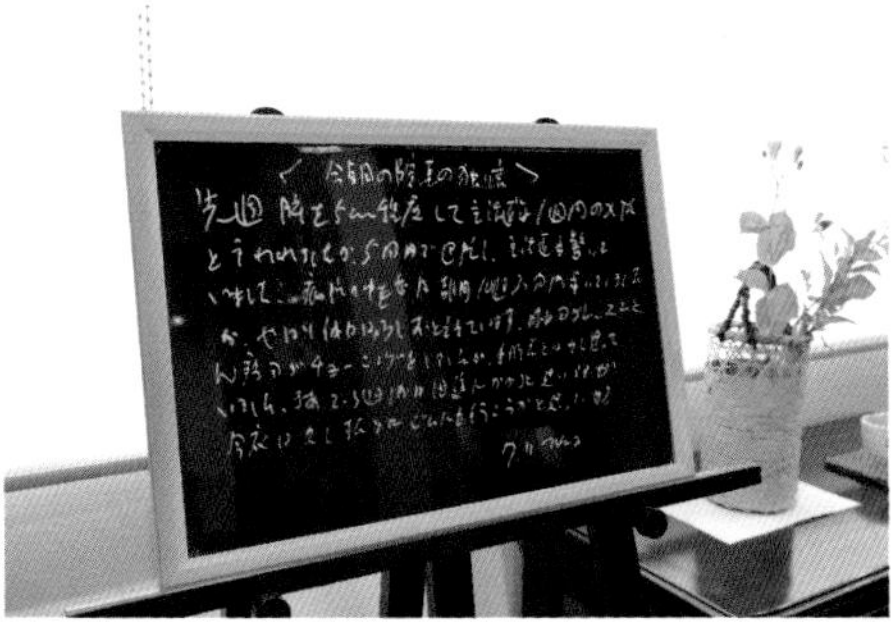

来院者は黒板の字を読むのに苦労しているみたいです。「先生、黒板の独り言を読むのに10分かかりました」と言われたこともありました。

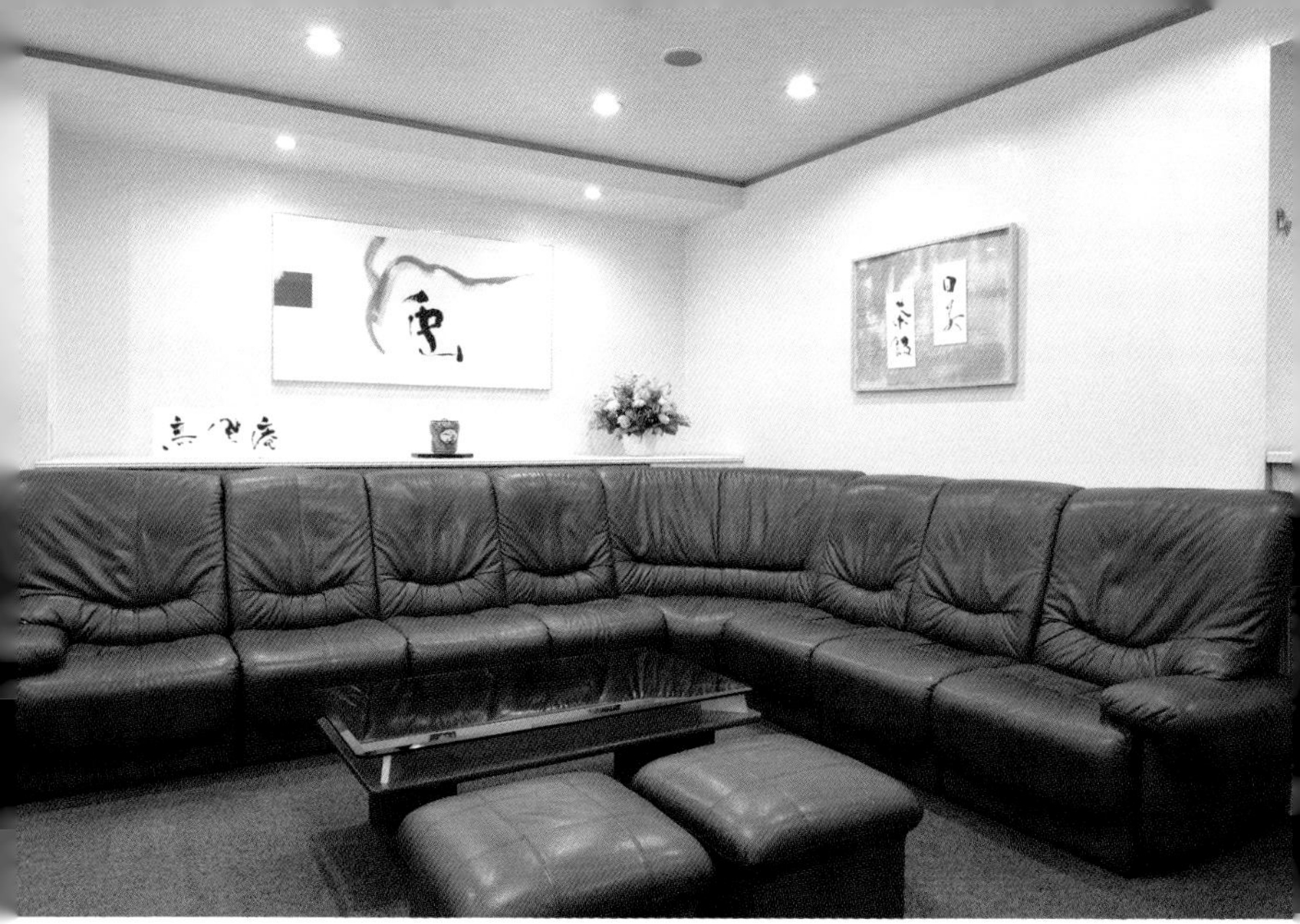

クリニックを訪れてきた患者さんは、いつの間にかここで寝てしまう方が多いようです。待ち合い室でサロンでもあるこの名称は「心《しん》・遊《ゆう》・寛《かん》」です。

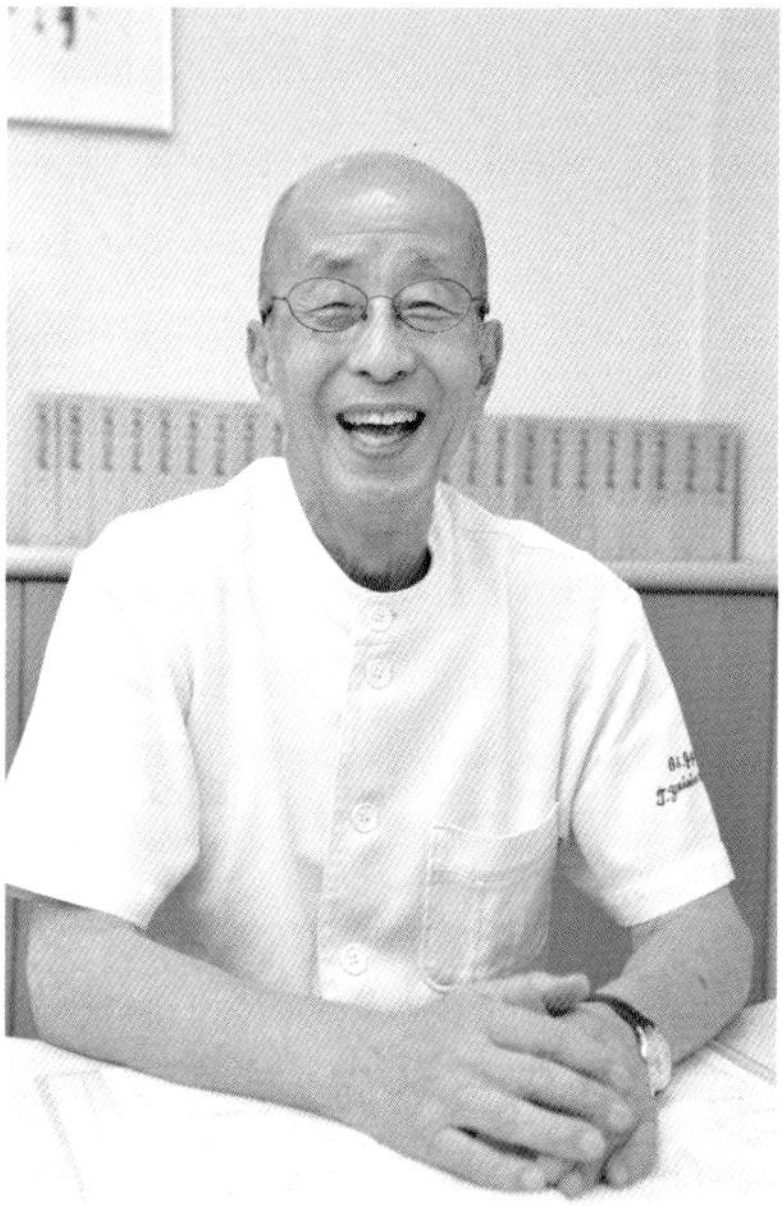

診察室には、大学時代に読破した小泉信三全集を置き、私の生き方の基本としています。私は、患者さんと美しい女性の前ではこんな顔をしています。

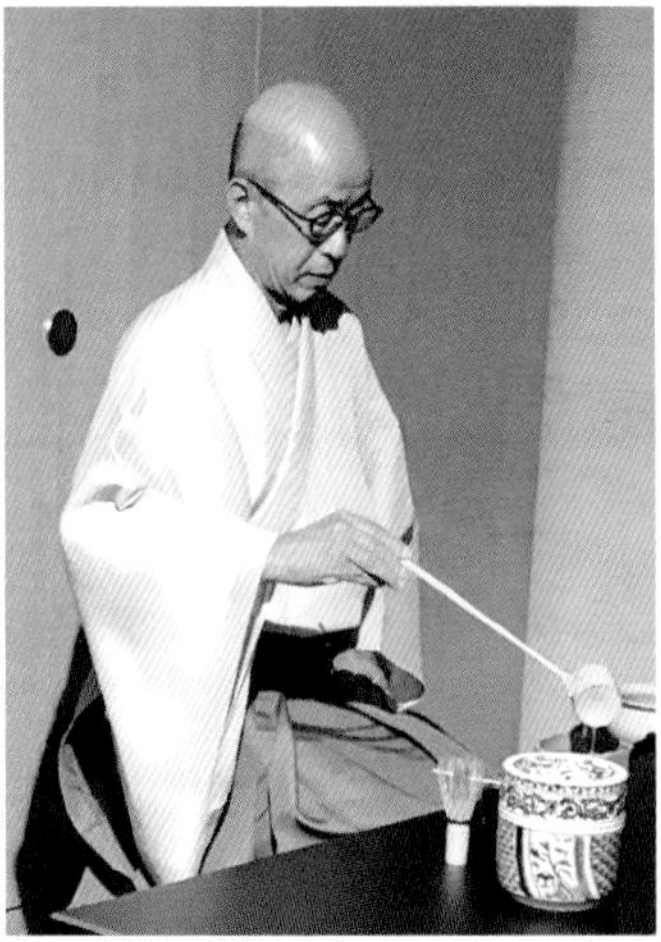

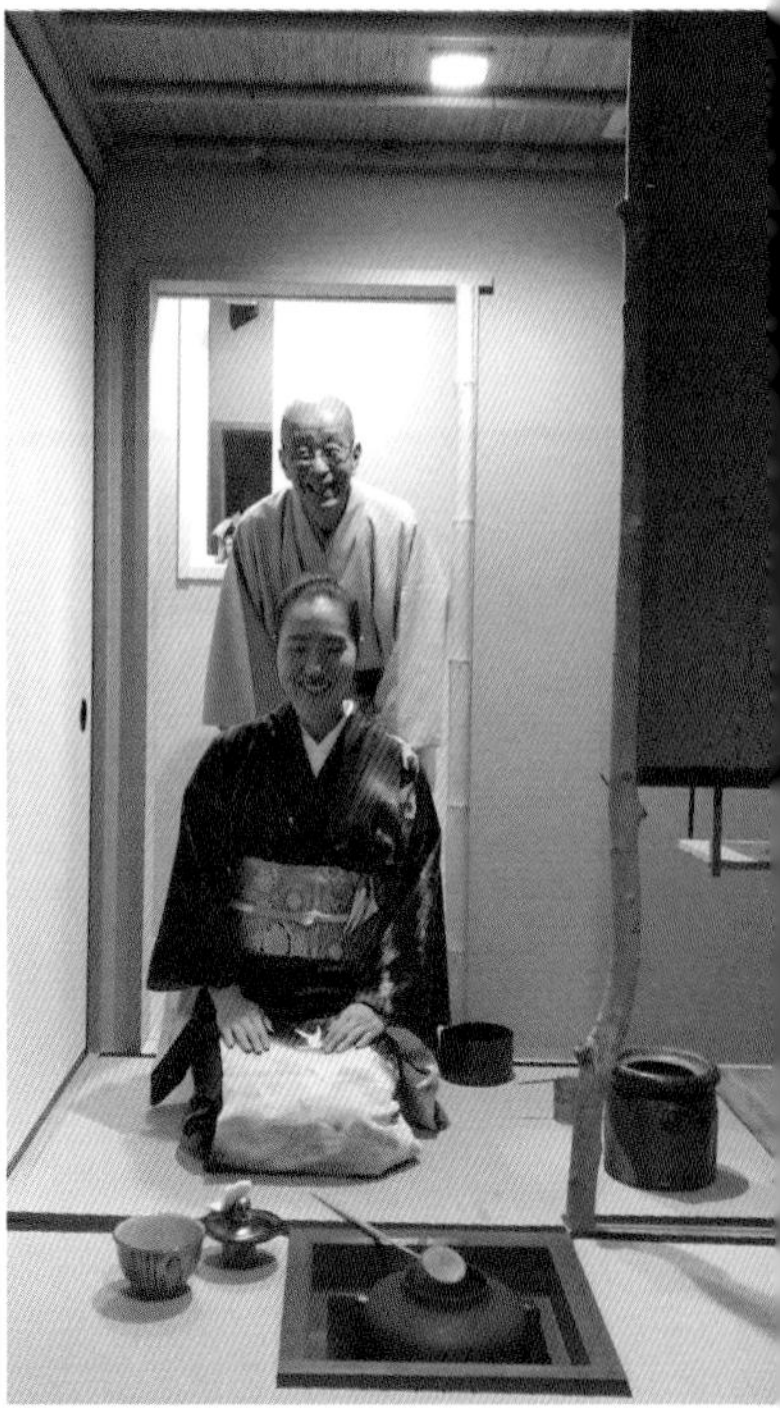

右／「恋する茶会」の師匠はいつも私の後ろ姿を見ていてくれます。私も師匠の後ろ姿に憧れています。
上／開院20周年記念パーティーでのお点前。
下／茶碗は私が初めて焼いた赤楽《あからく》茶碗。「恋風」で一服点《た》てました。

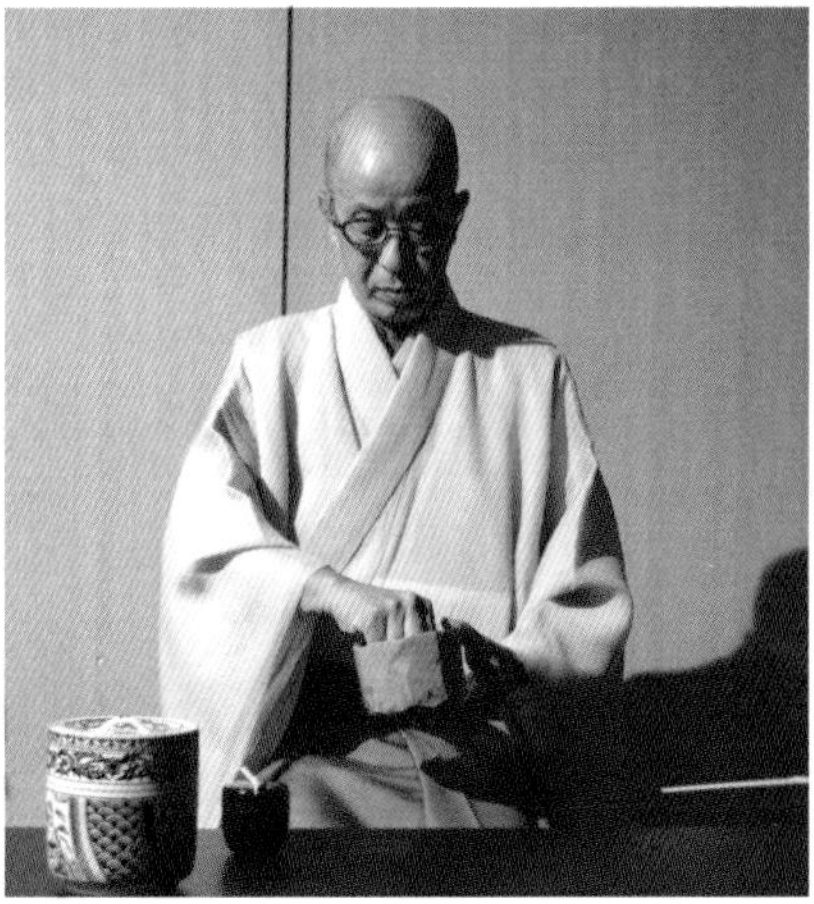

花器：鶴首《つるくび》
上品さと美しさと奥ゆかしさをたたえるササユリは、鶴首に入れると最高の気品を漂わせてくれます。こよなくササユリを愛している私の知り合いの女性も、控えめで気品に満ち溢れています。

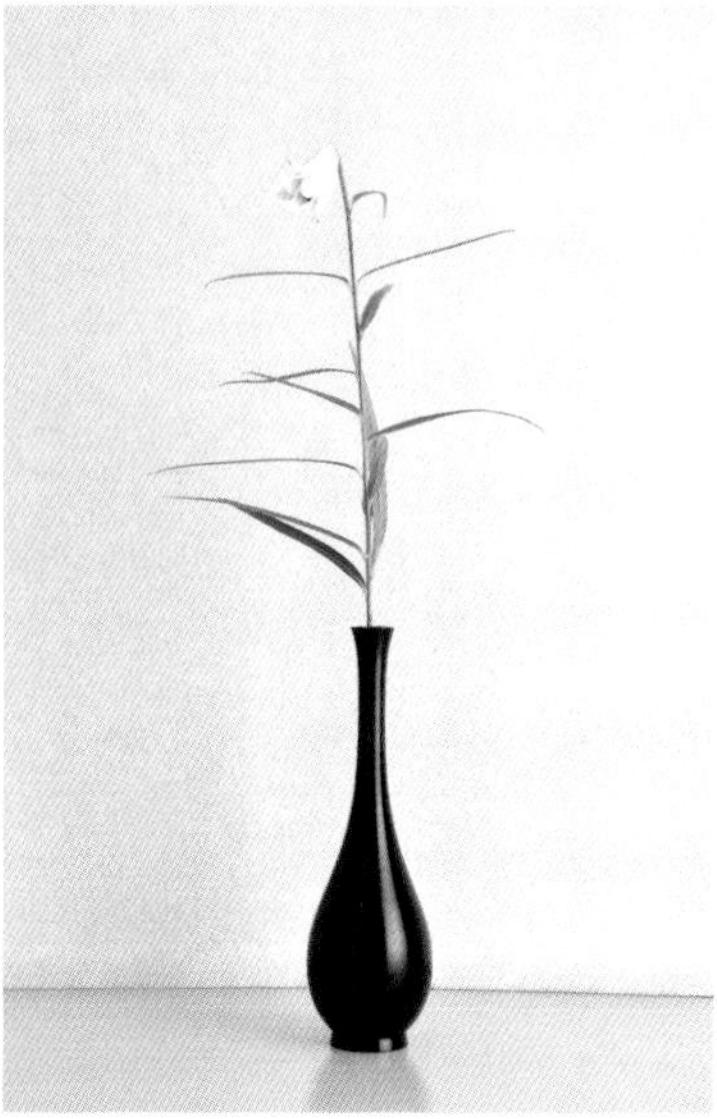

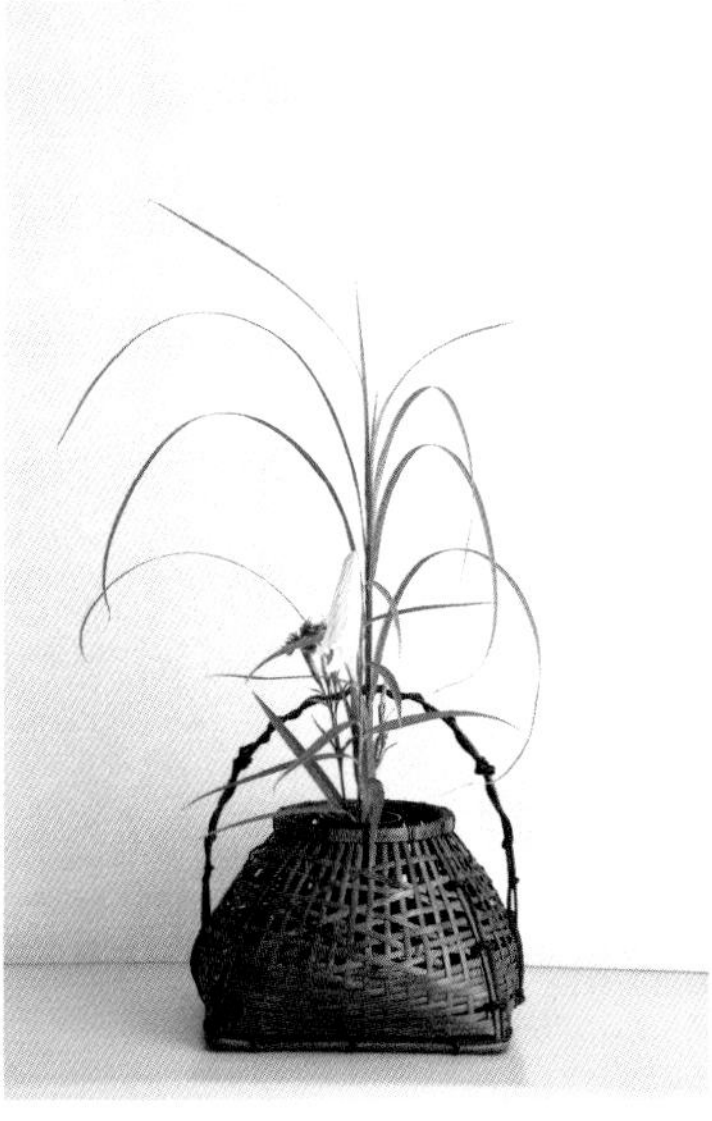

宗全籠《そうぜんかご》
ササユリの気高さに加え、カワラナデシコは純粋で燃えるような愛に満ちた花です。2つ一緒に入れるのは、宗全籠のなかで落ち着いた空気を漂わせてくれるからです。カルカヤの葉も添えると、いっそう気高さを感じられます。

毎週クリニックで院長自ら5つの茶花を入れている。患者さんから花の感想を聞くのも楽しみの一つ。茶花提供　青山 花長　http://nageire-aoyama.com/hanacho.html

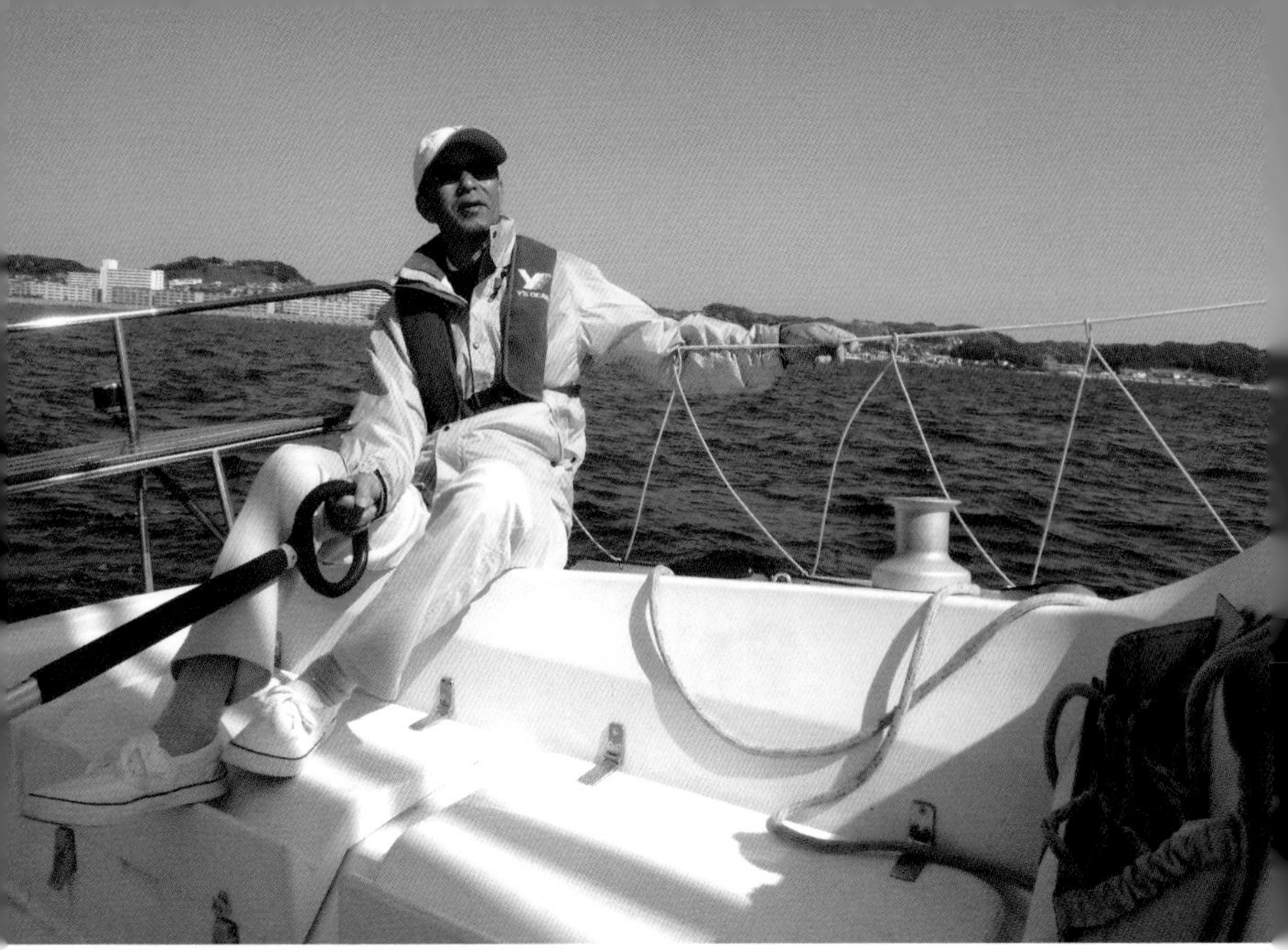

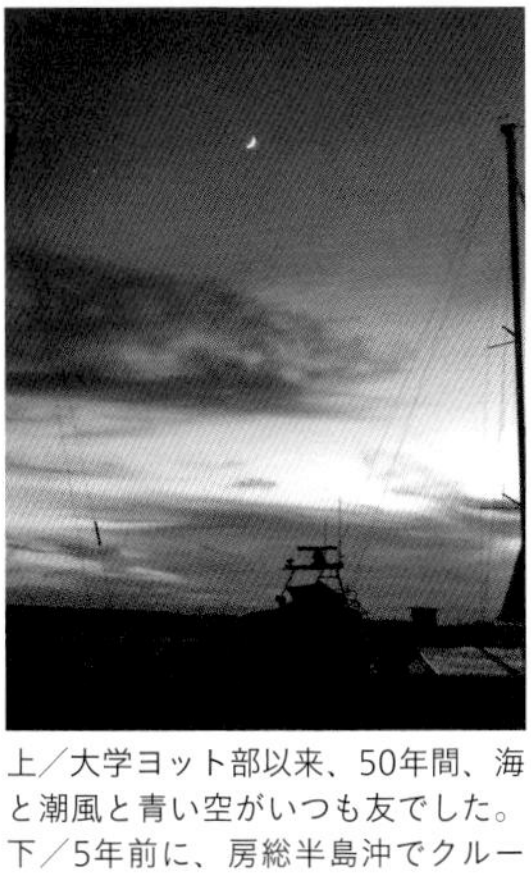

上／大学ヨット部以来、50年間、海と潮風と青い空がいつも友でした。
下／5年前に、房総半島沖でクルージングをした夜。デッキで一人、三日月を見ながら、ヨットマン人生をそろそろ終わらせようと思いました。

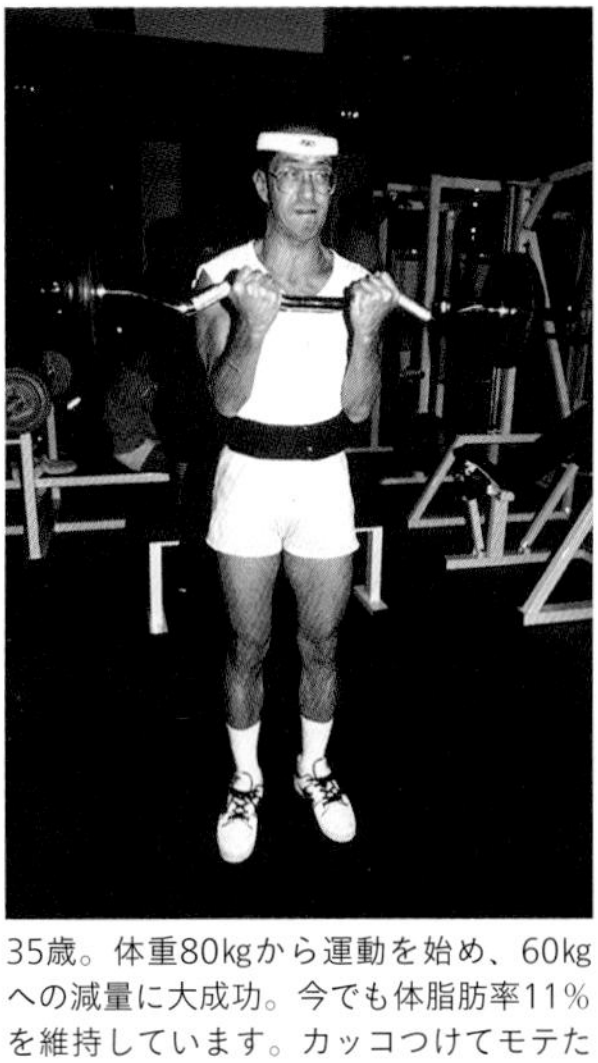

35歳。体重80kgから運動を始め、60kgへの減量に大成功。今でも体脂肪率11%を維持しています。カッコつけてモテたいだけです。

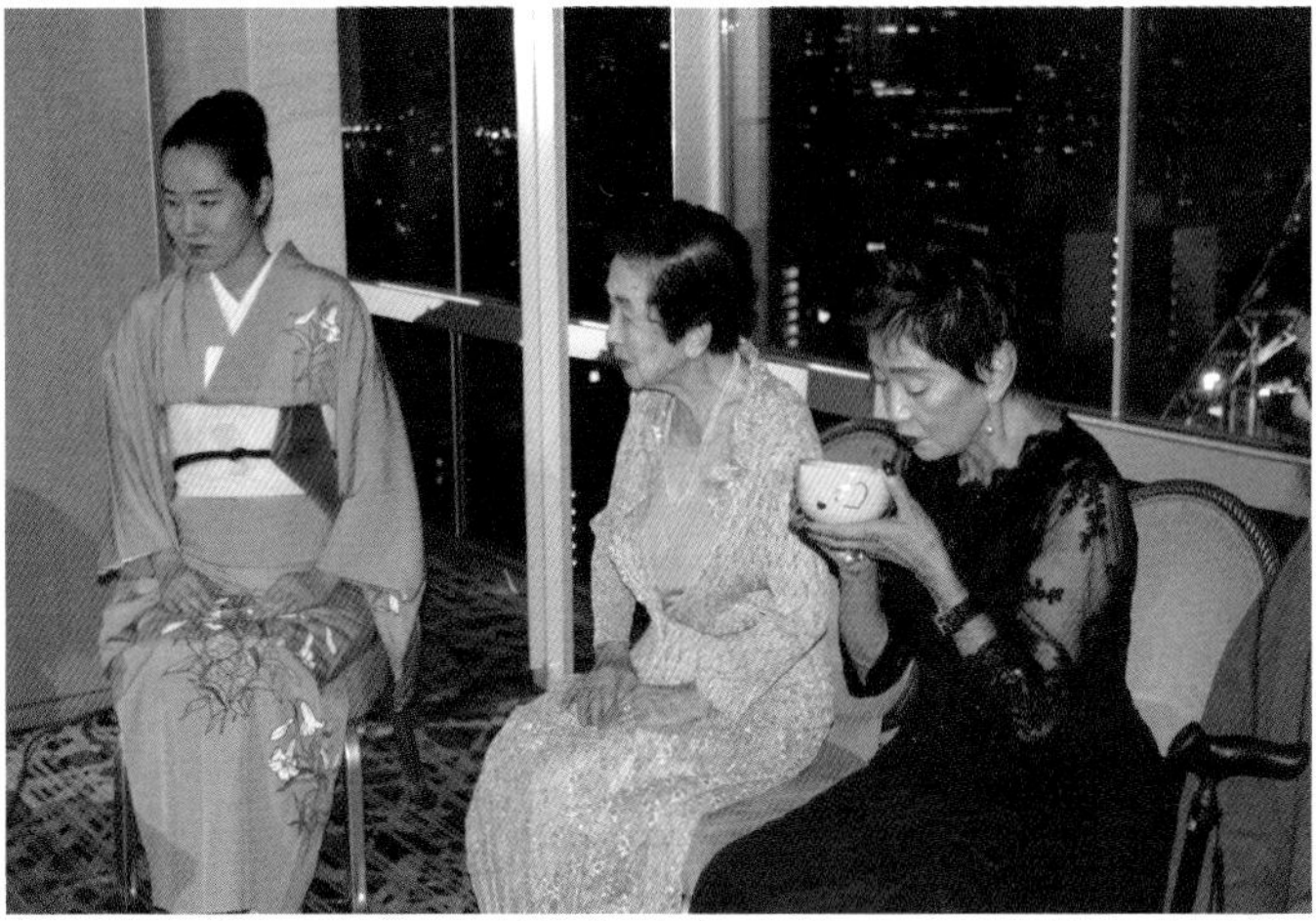

開院20周年記念パーティーで。お点前を差し上げた正客（茶室での上席の客）は、渋沢栄一のお孫さんである鮫島純子さん（写真中央）、次客（正客の次の位の客）は家内（写真右）でした。半東（茶事における、亭主の補佐役）は臨月の私の師匠でした。

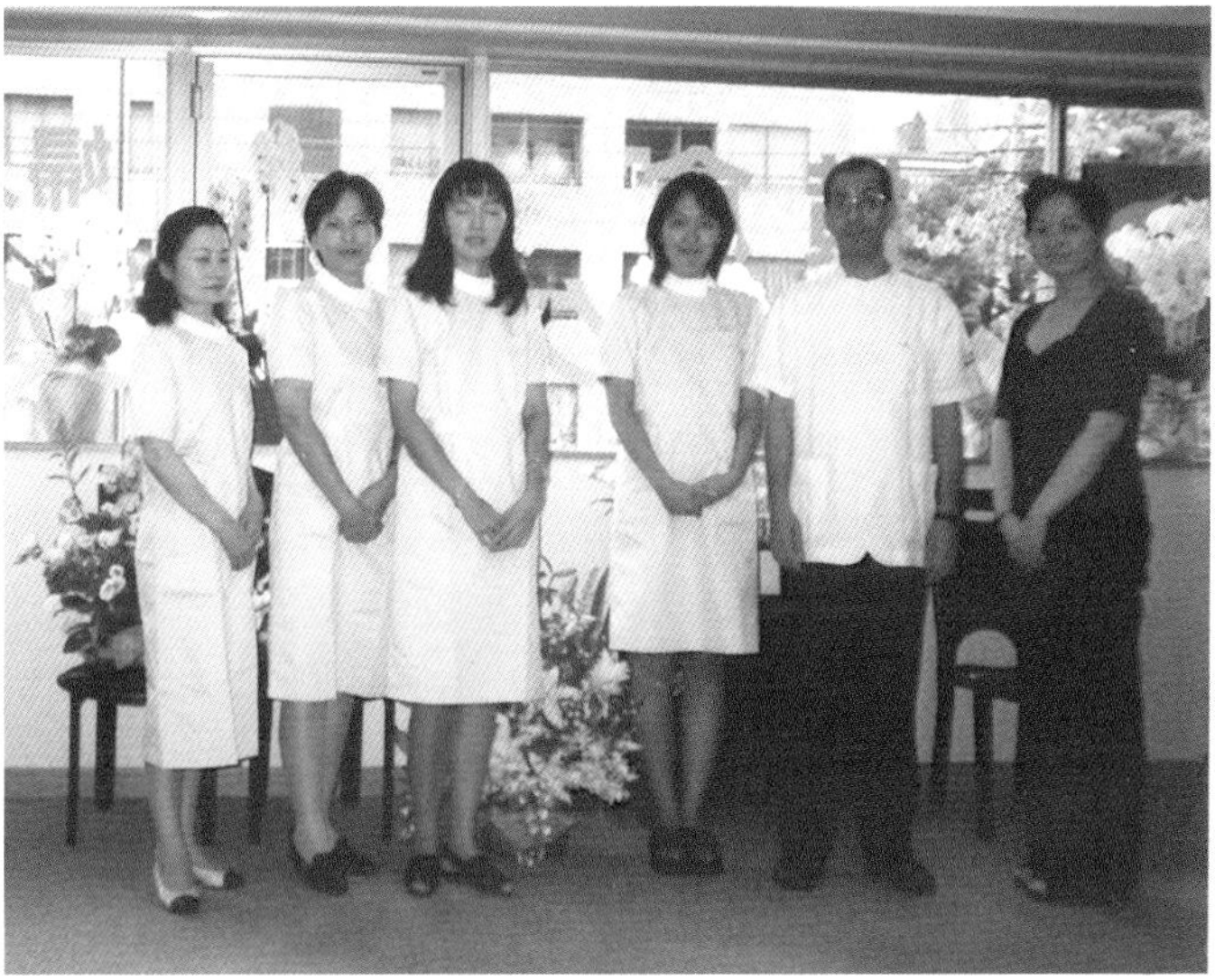

クリニック開院初日のスタッフたちです。

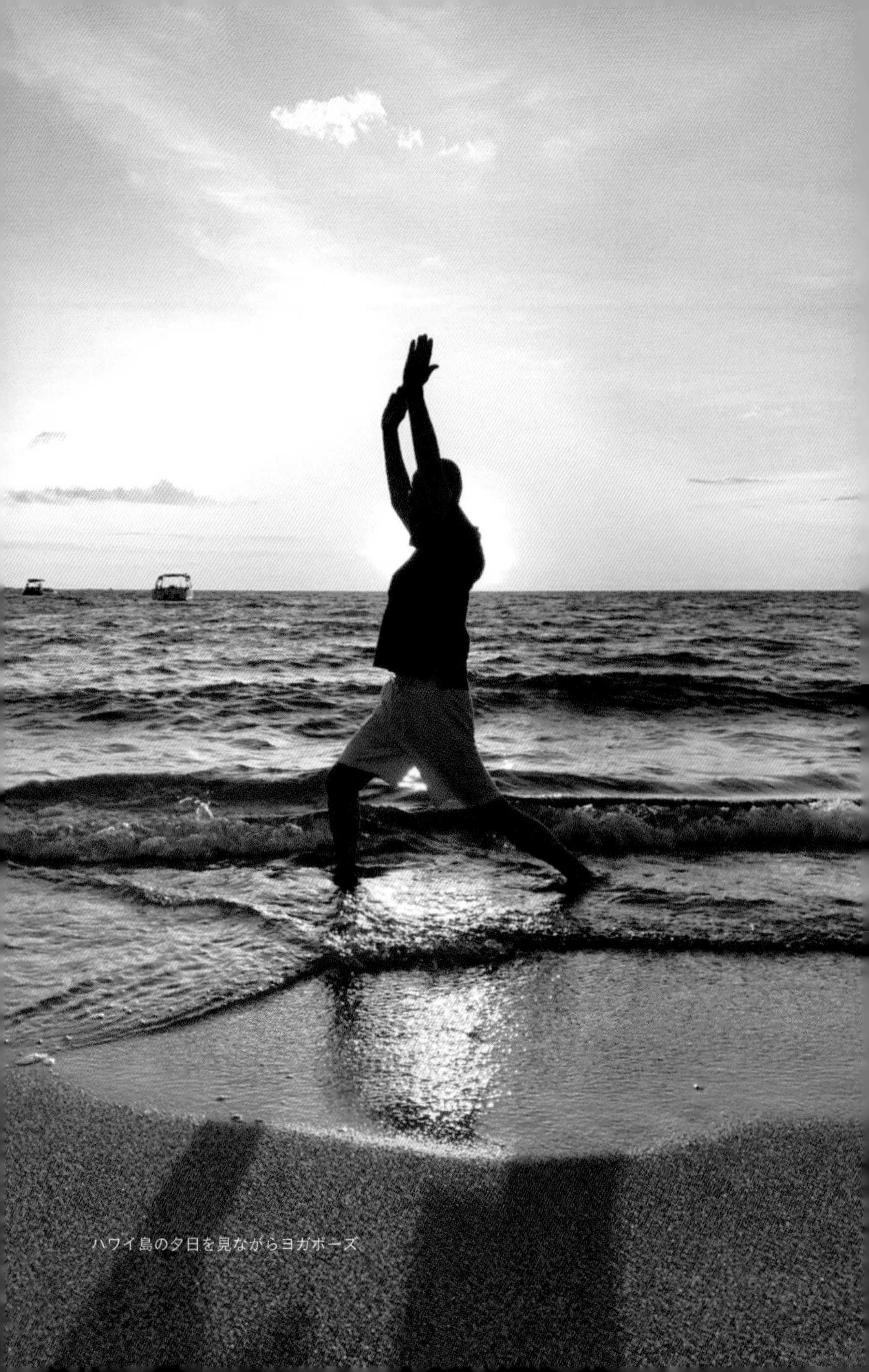
ハワイ島の夕日を見ながらヨガポーズ

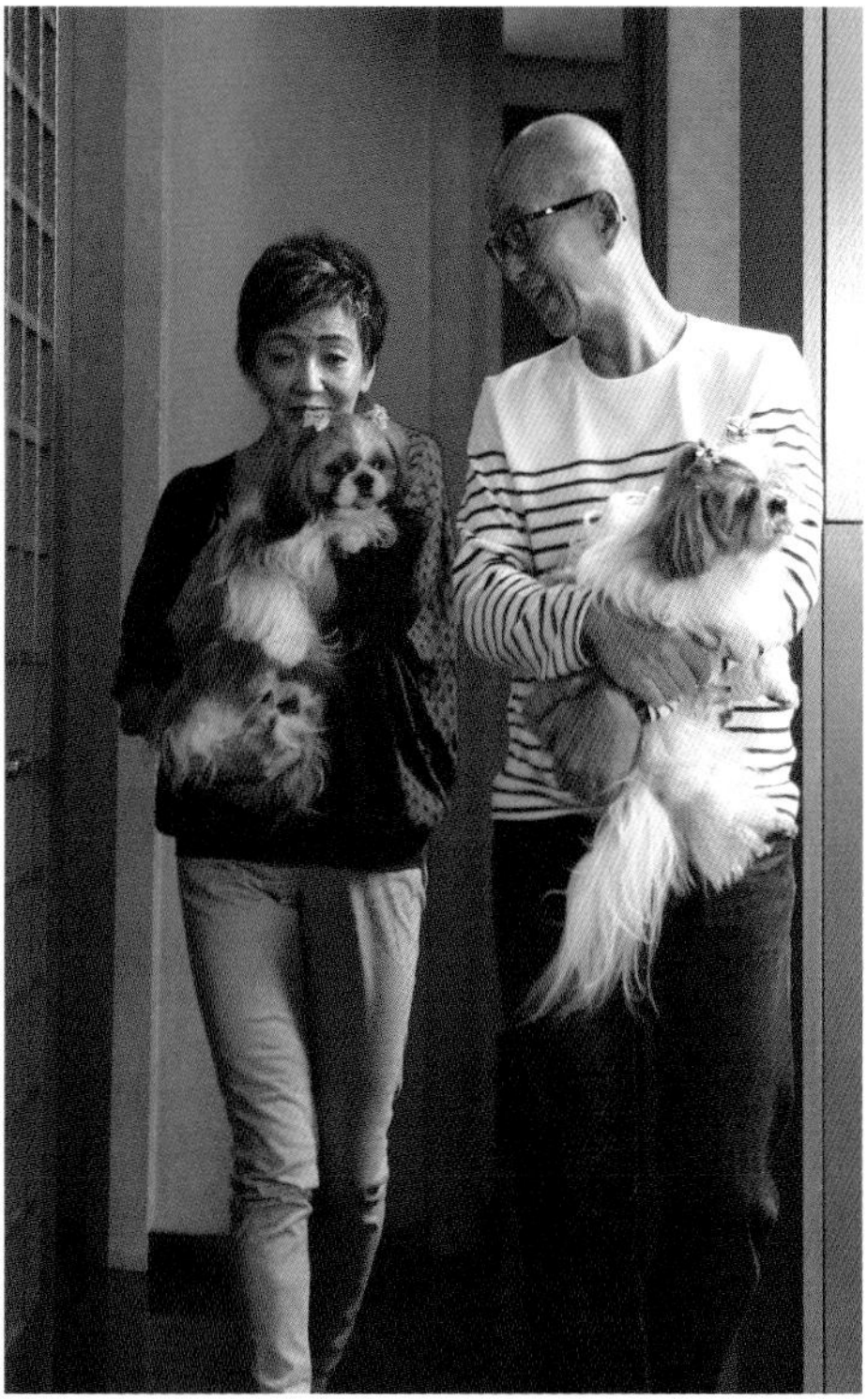

5代目のジュン（左）、4代目のロペ（右）と人生1代目の夫婦です。

10万人の患者が癒された

今朝の院長の独り言

横倉クリニック院長
横倉恒雄

青春出版社

はじめに

1998年にクリニックを開院して、あっという間に24年が経ちました。

クリニックの扉を開けると、小さな黒板が患者さんを迎えるように置いてあります。開院してから24年間、クリニックでの毎朝の日課は、その黒板に「今朝の院長の独り言」と題して毎朝感じたことを手書きで書くことから始まります。

毎朝思いつきで書くこともあり、日々の生活から書くこともあります。たまに自分の人生観も書きます。出勤の電車の中で構想を練ることもあり、時にはある人へのメッセージを他の人が読んでも分からないように書くこともあります。初恋の人へ、ある患者さんへ、友人へ、人知れずある人へ、もちろん日本社会へも、世界へも、時には医学界へも、さまざまな人に向けて書いています。

世の中の情勢に怒ったり、ステキな女性にワクワクしたり恋したり、デートを楽しんだりと家内に秘密のことも、全部「独り言」に書いてきました（笑）。

実は、「今朝の院長の独り言」は、偶然に生まれたものでした。

開院のご挨拶と感謝の気持ちを込めて、クリニックの開院初日は案内板を立てました。翌朝、「どう使おうか」と迷っていたら、スタッフから「カフェのように、モーニングメニューでも書いてみたらどうですか」と冗談半分に言われました。

そこで、私のメッセージを患者さんたちに伝えたいと思い、毎朝「今朝の院長の独り言」を黒板に書き始めました。

1週間が経ったころに、ある患者さんから「先生の『独り言』を毎朝黒板に書いてくれていますが、私たち患者は受診した日しか読むことができません。毎日『独り言』を読みたいので、ファイルにしてもらえませんか」とリクエストされました。

早速、黒板の「今朝の院長の独り言」をパソコンに入力して、A4サイズにプリントアウトしてファイルにしてクリニックに置くようにしました。メルマガやソーシャルネットワーキングサービス（SNS）のFBなどでも伝えるようになりました。

そうすると、引っ越して通えなくなった患者さんや、通院する必要がなくなった方、友人や知人たちも読んでくれるようになり、思いがけない方たちからも感想をいただくようになりました。クリニックの待合室兼サロンで行っているプログラムに参加した男性からも「先生のようにモテる男性になりたいです」という感想までいただいて、私自身がビックリ仰天。

それが新型コロナウイルスの感染拡大により、サロンにファイルが置けなくなり、患者さんからの要望で前の月の1カ月分をまとめて手渡しするようにしました。

患者さんから「夫にも見せました」、「娘が読んで笑っていた」と、ご家族まで読んでいると知ったときは、またまたビックリでした。

こんなにも大勢の方に読んでいただき、励ましや癒しになっていること、時には笑いをも提供しているということを知り、とても感激しました。

同時に、読んだ方たちからの感想を聞くことで、私自身が「独り言」を書く励みや楽しみをいただき、書き続けられているのだと気づきました。

「今朝の院長の独り言」は、その時々、風を感じるように、自由に思うままを書いた〝自分史〟とも言えます。読んでくださった方たち、その方々の歴史も重ね合わせた、みなさんの〝自分史〟でもあります。そしてこの「今朝の院長の独り言」のファイルは、今では900ページを超えています。

私のクリニックでは、待合室を訪れた方が寛げるような場所として〝サロン〟と呼んでいます。音楽を聴いたり、読書をしたりして過ごす方もいます。

婦人科、心療内科、内科があるクリニックを総称して、私は「健康外来」と名付け

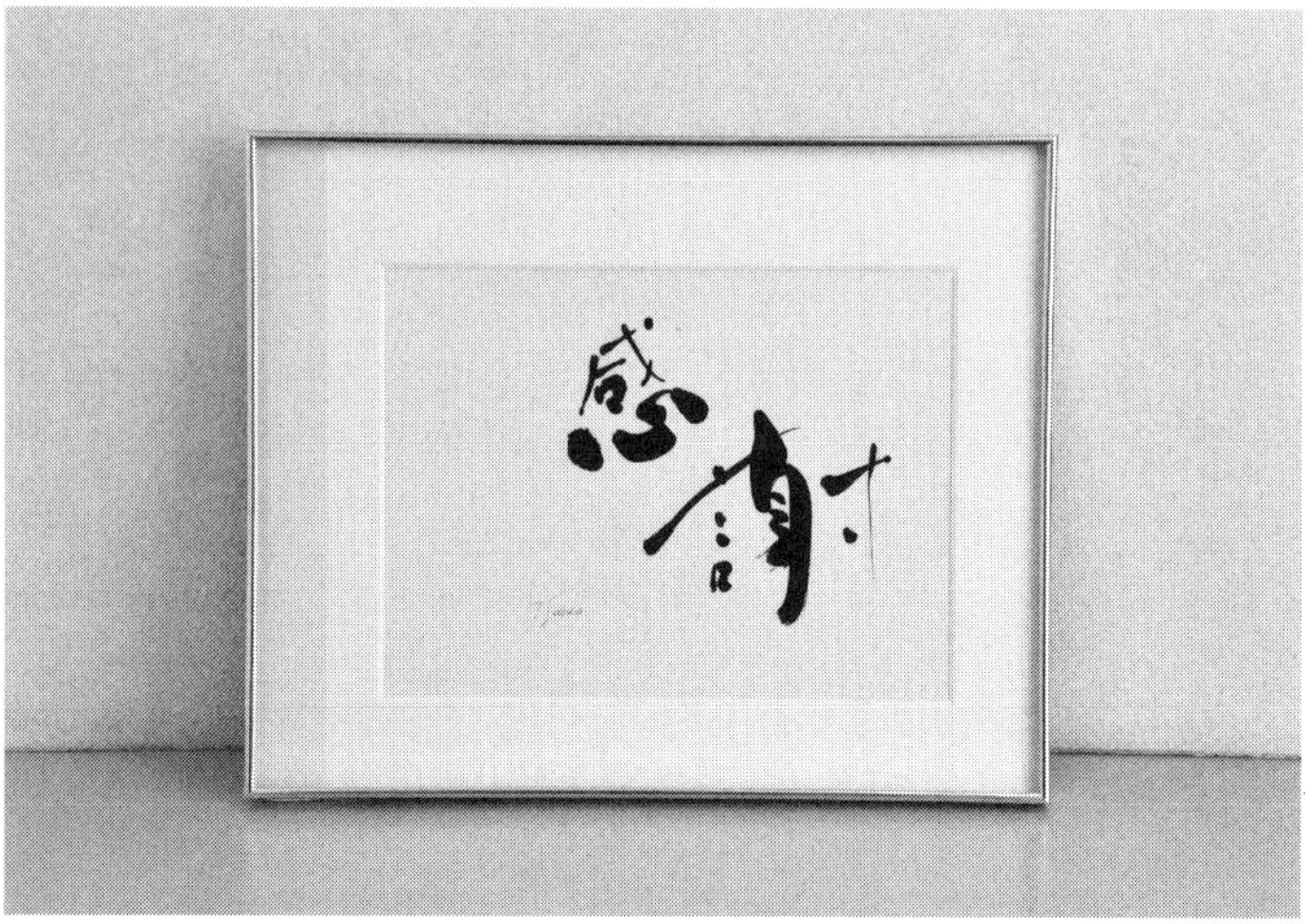

キャレモジ「感謝」　作・恒風《こうふう》(横倉恒雄)　註：キャレモジはインテリアとして飾るアート書道

てスタートしました。ですが、2008年からは「健幸外来」と改称しました。そして、この時から、「健康」を「健幸」としています。

健幸とはあらゆるものに感謝ができる心と身です。

この「感謝」の文字は、60歳になって始めたインテリアになる書のキャレモジで書いた作品です。

そして、お気づきでしょうか。「感謝」の字の中には「心《こころ》」と「身《からだ》」の文字があります。

日々の生活の中で感じられる「幸福感」こそ「人」としての究極の「健幸」なのです。

たとえ病気に罹《かか》っていても、日々の

生活の中に自分なりの生き方の美学を持てる人が、真の健幸人なのです。

一昨年私は、突然、がんステージ3になり、手術と抗癌剤治療をしました。そして昨年は肺転移が見つかり、肺の一部の切除摘出手術を受けました。一昨年癌になってからが、私の本当の健幸の人生が始まったような気がします。

「今朝の院長の独り言」を日々書きながら、癌患者であっても自由に痛快に今を生きて「健幸」でいます。

「今朝の院長の独り言」は、私や家族、患者さん、スタッフ、友人たちみんなで創り上げてきたもののように思えます。この「独り言」を読んで、一人でも多くの方々が、元気になったり、励みになったり、吹き出して笑ったりしていただけるのなら光栄です。

読んでいただいたすべての方が読んだ後に「笑顔」になり、共に「健幸」であることを心から願っております。

横倉恒雄

10万人の患者が癒された今朝の院長の独り言［目次］

企画・編集協力――三郵知恵美
カバー写真・本文写真―岩田伸久
章扉キャレモジ（書）――恒風（横倉恒雄）
カバーデザイン――松田行正＋倉橋弘
本文デザイン――杉本聖士
DTP――キャップス

第一章

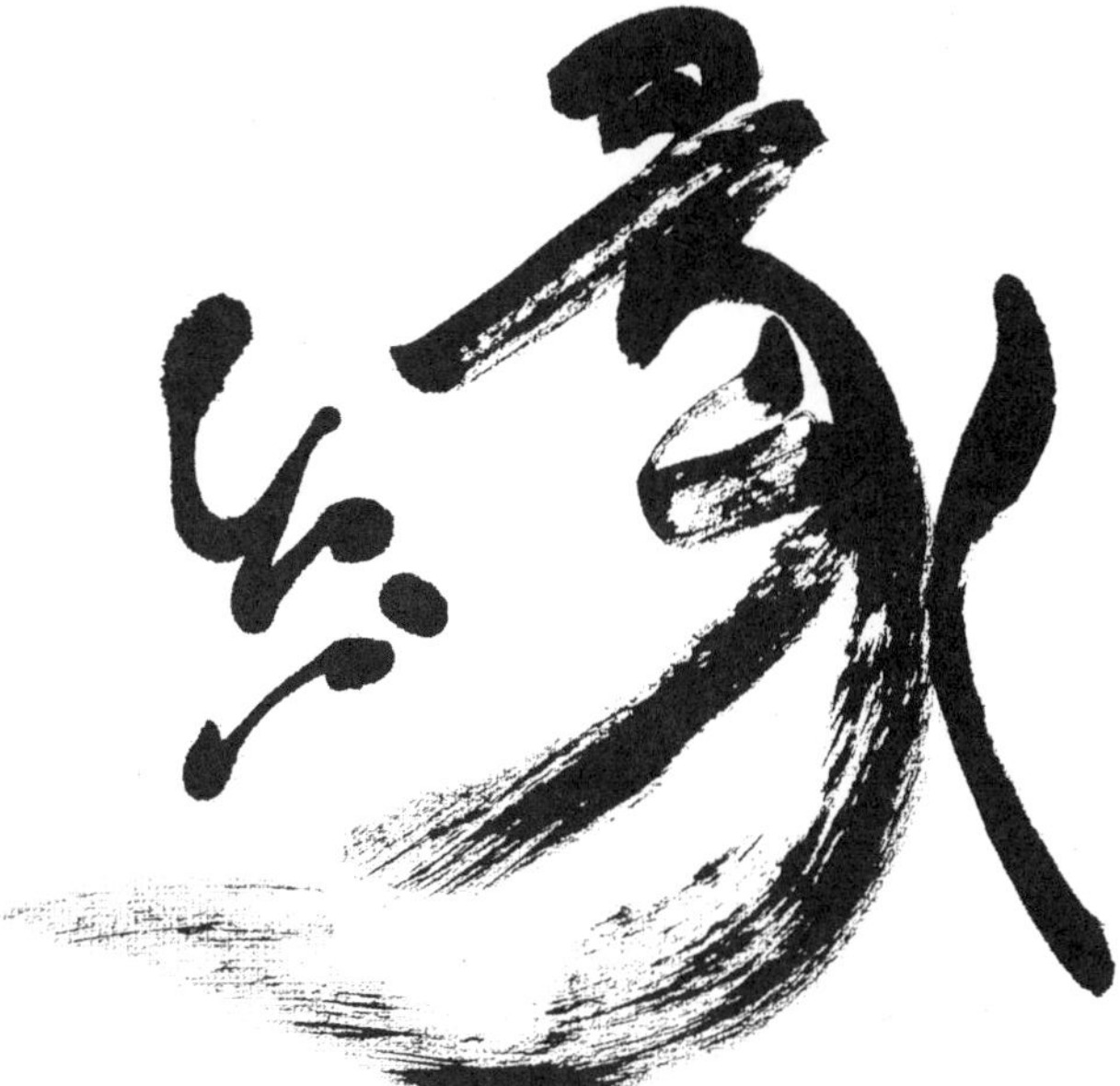

人と人との出会いは、瞬間と瞬間が偶然に重なり、瞬間のインスピレーションから縁ができます。個々の縁から大きな円を描き出し、その弧の一人ひとりが縁で結ばれています。

本日、横倉クリニック開院。スタッフ一同てんてこ舞い。贈られた花の多さにびっくり。みんなの頑張りに感謝!

（1998.9.1）

昨夜は10時までクリニックのサロンで会員の人と話し込んでしまいました。私にも分からないことは山ほどあります。一緒に考えていくしかなく、やってみなければ分かりません。結果を良くするのも悪くするのも、やはり人です。

（2005.12.8）

今年も医師会が主催する秋の美術展に、キャレモジの書を出品しようと思っています。今年の春に書いた「母」と「感謝」という作品は母親と女房に贈っているので、同じく今年書いた「縁」と「舵《かじ》」の2作品を出すつもりです。昨年より少しでも上達しているとよいのですが。

（2007.8.25）

私がやりたいことをしようとすると経済効果が薄くなり、経済効果を重視すると何かが犠牲になりそうになり、なんだか私はお金と縁が薄く、人の縁ばかりがいっぱいになるみたいです。でも「経済効果を生んでくれる人が絶対現れる」とずうずうしく信じて、今日もやりたいことを一生懸命頑張ります。

（2019.12.4）

先日、初釜（年が明けて最初に行う茶会）の帰り道に、大学ヨット部の先輩の家に寄り道しました。先輩は不在でしたが、大学時代に一番私を可愛がってくれた奥様が在宅で、1時間ばかり話しこんでしまいました。その先輩は、私が初めて参加したヨット部の合宿で、最初にヨットに乗り合わせた人です。その後は先輩の影響を受け、その人は私の人生の道しるべとなりました。人との出会いが如何《いか》に大きいかを実感しています。一期一会がもたらした私の人生です。

（2019.1.9）

通院していた患者さんに、復職にあたり、配置転換を指示したところ、会社の上司や産業医、人事と面接した途端に、再びうつ状態になり来院してきました。話を聞けば、まさに恫喝《どうかつ》とパワハラ、セクハラでした。彼女は3カ月前、会社とのトラブルでその会社を飛び出し、街中をさまよってクリニックを3院も巡って、ようやく私のクリニックに偶然辿り着いたようです。会社を飛び出して何処《どこ》を歩いてきたのかも記憶になかったそうです。患者さんのそんな経緯は知らず、いつも通りの対応をしていましたが、患者さんが「先生に会えたことが幸運でした」と言ってくれました。当たり前の診療をしただけなのに、患者さんは安心していました。ただ他と違うのは、私が全てを受け入れるという、肯定から始めていることです。

（2019.2.15）

昨年も今年も、輝く目をした女性たちが私の周りに出現します。中には落ち込んでいる女性もいますが、何かが私を惹きつけます。どういうわけか男性はいません。でも、昨日「恋する茶会」に連れて行った若手の落語家は男性でした。人に惚れ込むには5分で充分です。それまでの人生が目、顔に表れるからです。

人との出会いは偶然が偶然を呼び、偶然が重なって偶然を生みます。偶然は偶然ではなく、人が生きてきた結果です。その人の生き様が偶然を生みます。しかし、偶然の連鎖はその後に消えることもあり、未来へ導かれることもあります。それが今です。一期一会です。

（2019.2.20）

昨日は私の茶名「宗風《そうふう》」の披露茶事を亭主（茶事や茶会の主催者）として勤めさせて頂きました。お招きした方々はお詰め（茶会の末客）以外は茶事初体験でしたが、茶事はスムーズに運び、それどころか私が経験した中で最高の茶事となり、生涯忘れぬ茶事となりました。茶事は、たんに茶道の作法を習うだけではなく、同じ波長の最高の魂、志、覚悟を持った人が集まれば、亭主の魂までも揺さぶられることを教えられました。それにしても、茶事を生きがいとするまだ43歳の師匠に出会ったことは、私の

（2020.11.2）

茶道人生で最高の幸運でした。

（2020.12.7）

8年も毎月続いているオシャレな女性たちが聞く会が、昨夜、六本木でありました。最高齢は米寿の女性から、下でも還暦。73歳の私が中間ぐらいです。毎回、世界情勢から政治経済、読んだ本の話など盛りだくさん。そして「2年後の10周年にはクルーズ船に乗ろう、派手にパーティーをしよう」などと血気盛ん。ワインボトルも何本か開け、フルコースの料理も平らげ、すこぶる血色の良い女性たちです。ちなみに男性は私ともう一名で、たまに何人かの男性が参加することがありましたが、女性たちのパワーに圧倒されて、男性の2度目の参加はほとんどありません。米寿と78歳の女性2人と私の3人が皆勤賞です。

（2020.12.9）

昨年の今日、新型コロナウイルスの流行のため、緊急事態宣言が発令されました。

その日は師匠と私と2人だけの茶道の稽古となり、体験したことがない清らかな稽古ができました。発令下で、クリニックの受診者も半減しました。思案の結果、覚悟を決めて、私の信じる医療でクリニックを続けることにしました。そして前月の「今朝の院長の独り言」を、受診者全員に手渡しを始めました。それが評判良く、患者と医師の関係がコロナ禍でさらに密になりました。先日も、私が会いたいと思っていた人に2カ月分の「独り言」を渡したところ、10回以上も繰り返して読んでくれたそうです。〝大親密〟に大感激です。

（2021.4.8）

最近、スマートフォンでLINEやメッセージアプリを使うことが増えましたが、面と向かって言えないような熱い想いを送ったりすることがたまにあります。そう言えば中学生の時にラブレターを書いたことがありました。先方の母親からは叱られましたが、2〜3年して彼女から突然手紙が届き、文通を始めました。青春時代の悩みなど書いた記憶があります。でも人との関係では、二人の間で決して使ってはいけない言葉があるような気がします。それを使ってしまったら、一線を越えてしまうような気がして怖いです。ほのぼのとした関係が心地よいのですが、ちょっと欲求不満にもなります。

（2021.5.22）

クリニック開院日以来、毎朝「今朝の院長の独り言」をクリニックの入り口の黒板に書いています。患者さんからは「先生、字が読めなくて苦労します」と言われます。実は私も読みにくいです。そこでメルマガで配信したり、ソーシャルネットワーキングサービス（SNS）アプリのFB（フェイスブック）に投稿したりするようになりました。そして1年前から新型コロナウイルスの流行もあり、患者さんには前月の独り言をまとめて手渡しするようになりました。患者さんは「やっとゆっくり読めます」、「毎月楽しみです」、「実家の母親にも送りました」、「主人も読んでいます」と。一人の女性にだけは毎日「今朝の院長の独り言」をそっと送信しています。

（2021.6.14）

昨日、慶應義塾大学産婦人科医局に用事があり、電話したところ、後輩の医局長が電話に出てくれたので「三田で開業している横倉です」と自己紹介したところ、「先生のことは存じています」という返事が返ってきました。21年も後輩が私のことを知っていてくれたことはありがたいです。また以前一緒に働いていた後輩にも連絡したところ「先生のFBを見ています。先生は理想的な診療をしていますね。憧れています」と言われました。最近、医局の同窓会にはあまり顔を出していませんでしたが、まだ同窓会に名前は存在していたようです。

（2021.9.16）

人との出会いは偶然か必然か、運命のめぐり合わせか。1時間で決まらず、1年でも決まらないこともあれば、5分やたった数秒で運命が決まることもある。やはりその人の生き方、生き様で決まります。今日の出会いは一生か1秒か。今日も人がクリニックにやって来ます。

（2021.10.18）

毎月2回は私の無二の親友と話す機会を持っています。先日、彼と二人の関係について話したところ、私が「友人でもなく、仲間でもなく、一体何なんだろう」と問いかけてみました。彼が「ライフパートナー」だと言い当てました。「人生の伴侶」ではなく、私は「共に生きる人」と解釈しました。まさに「ウィズ・ライフ・パートナー」です。私はある女性の顔をとっさに思い浮かべました。

（2022.4.7）

いよいよ春が来ました。昨夜の東京タワーの照明も一段と冴えて見えました。そんな東京タワーの下で、20年前からの知り合いの女性と、プライベートレストランに行ってきました。彼女は日本のヘッドスパのパイオニアで、20年前と変わらずに意欲的に人生を生きています。波長が合う人とはいつ会っても通じ合います。

（2022.4.8）

茶道では一客一亭《いっきゃくいってい》の茶事があり、それは亭主と客が一対一となる茶事を言います。

その場ではお互い言葉すら乗り越え、呼吸が同調し、最終的に魂が一体となる時空間が生まれます。先日、茶道の師匠と私をよく知っている親友が、私と師匠を「ライフパートナー、共に生きる人」と表現してくれました。ですが師匠は私を「ライフパートナーというより、魂の一体感を感じる人」と言い当てました。実は私も人と人、個と個ではなく、「魂の一体感」を感じていました。

（2022.4.11）

昨日の雷雨と雹《ひょう》は、今朝の晴天と〝6月の風〟を運んできてくれました。先日、私の腕に舞い降りた天使は、私を〝6月の風〟が吹いている天国に連れて行ってくれました。今日も人生を思いっ切り生きていれば、天から素晴らしい贈り物が降りてきそうです。20年前に健康外来（註：2008年より「健幸外来」と改めました）サロンで創っていたアロマオイルのブランド名を「シエロブリッサ」と名付けていました。「天空からのそよ風」です。

（2022.6.4）

新しい眼鏡をかけた途端に、新しい世界が見えてきました。そこは澄んだ海と空が広がり、天空からの爽やかな風が頬をさすり、その風に乗ってヨットでセーリングを楽しんでいるようです。心地よい時空間にいると、全てが美しく見えてきます。たかが眼鏡ですが、良い眼鏡に出会いました。

（2022.6.23）

15年以上クリニックの相談相手になってくれている人に、昨日「先生の人生は、良寛さんと小林一茶に本当によく似ています。二人は晩年になって全てを捨てて恋をして、それから後世に書や俳句を残せました。先生の今度の本の出版は本物の人生の始まりかもしれません」と言われました。明日にはまた恋風が東京に吹きそうです。

（2022.9.10）

人生には何回かの転機と偶然があります。中学入学、大学入学、大学関連病院への就職、クリニックの開院。そしてその都度、偶然に人が現れてきます。状況の変化より、人の出現の方が大きな影響をもたらしてくれます。天から使命を帯びて人が現れて、導かれます。それも、そこに自分がいるからです。

（2022.9.12）

渋沢栄一のお孫さんで私の知人の鮫島純子さんの本を、偶然にも本屋さんで見つけました。鮫島さんとは10年位前に知人の紹介でお会いして、私の著書『脳疲労に克つ』を読んで頂いたところ、「先生の書かれているとおりです。全ては感謝から健幸が始まります」と大絶賛を頂きました。彼女は今や100歳になっていますが、私が今までに出会った中で最も健幸な方です。

（2022.10.17）

昨日、診療が終わった後に天使と夕食を食べに行きました。2人とも喋りまくり、私を理解してくれ、応援したいとまで言ってくれました。私の表情と声から鋭い観察力で見抜く、またまた素晴らしい天使が舞い降りてきてくれました。彼女曰《いわ》く、どうやらある女性の話をし出すと、私の表情と声が変わるらしいです。やはり昨夜も甘えん坊でした。

（2022.10.22）

健幸外来
サロン

健幸講和会

〝新しいいのちの使い方〟を共に語り合いましょう

講師　院長　横倉恒雄

1990年、東京都済生会中央病院で日本初の「健康外来」を開設し、単なる予防医学的発想の健康づくりではなく、病気も生も死も含めてすべて「健幸」として捉えて、「ヒトが生きるための生命力」と「人が生きる美学」に、真の健幸づくりを追求してきました。

身体の健康づくりをするための、そして人生の質をも高めていくための「**健幸講和会**」を、私が24年間、毎朝書き続けてきた「今朝の院長の独り言」の一つひとつをテーマごとに解説しながら、毎月開催していきます。

私が提唱している「健幸」は、人を一本の木に例《たと》えてみます。それぞれの木には根があり、根は土壌から栄養を吸収しています。では、日本人にとっての土壌は何か。それは私たちが生まれ育った日本の歴史に培われてきた歴史・文化・宗教・風習・習慣で引き継がれてきた健幸です。

そして日本人は春夏秋冬の季節を肌で感じ、日々の生活習慣を営み、さらに高度な感性を磨き、世界に類を見ない日本文化を築き上げてきました。その感性こそが日本人の生きる美学として受け継がれてきてい

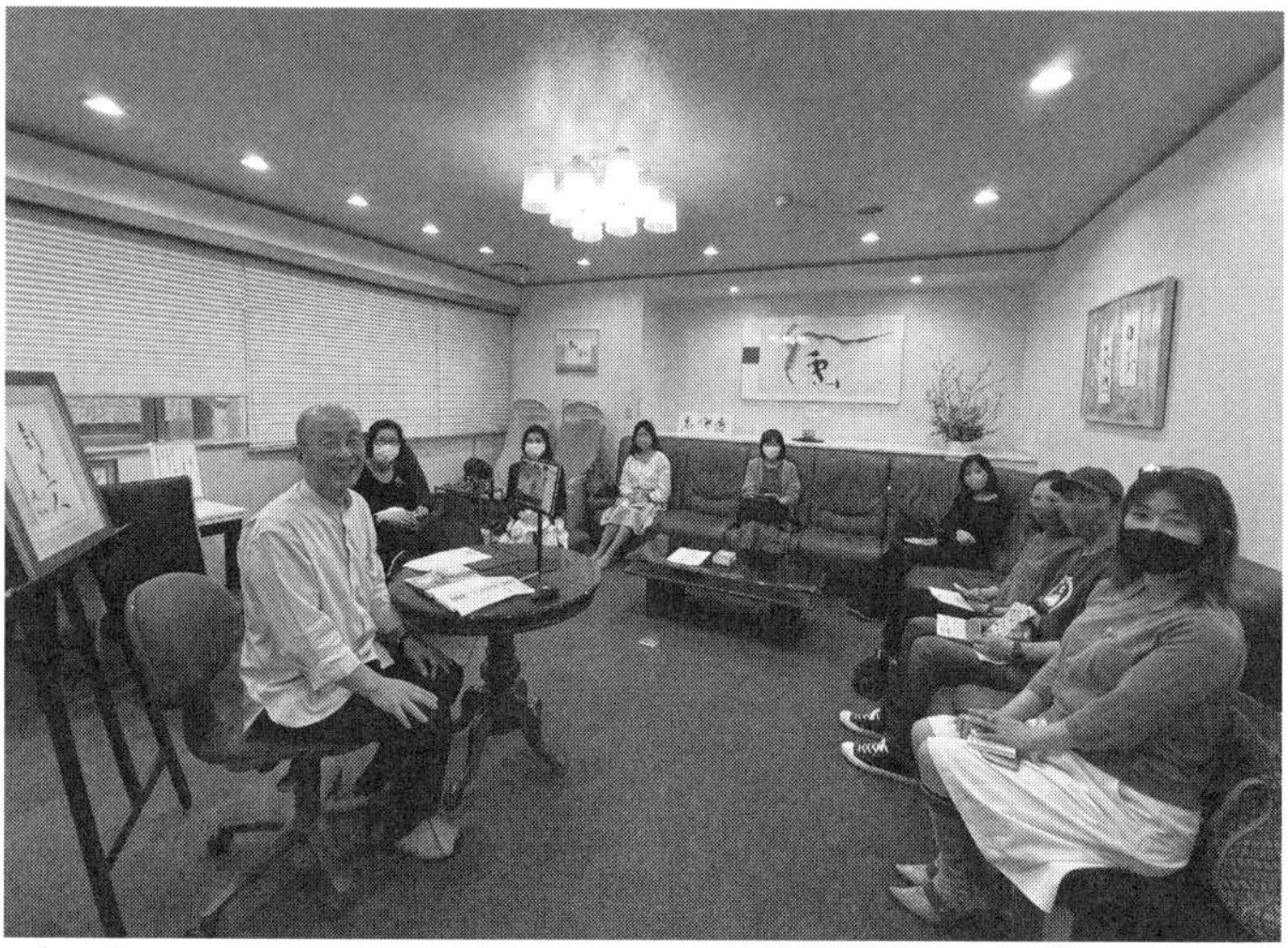

昨年は故・日野原重明医師の著書『いのちの使いかた』をテキストに。今年は『今朝の院長の独り言』をテキストにさまざまなテーマをとりあげていく。

ます。私たちの何気ない日々の日常茶飯にこそ人生の質を高める物語が眠っています。

さまざまなストレスのなかで、癌やその他の病気治療中の方、病気や事故、災害などで家族を亡くした方、退職した方、更年期の方、寿命までただ生きている方などさまざまな参加者と、苦しみや不安、悩み、ストレス、体験談、感想などをお聞きしながら、新しいいのちの使い方を皆様と考えていきたいと思います。

さらに、我々が受け継いできた「**健幸の美学**」を、100年先の子どもたちにも伝えていくことが、私たちの使命と考えております。

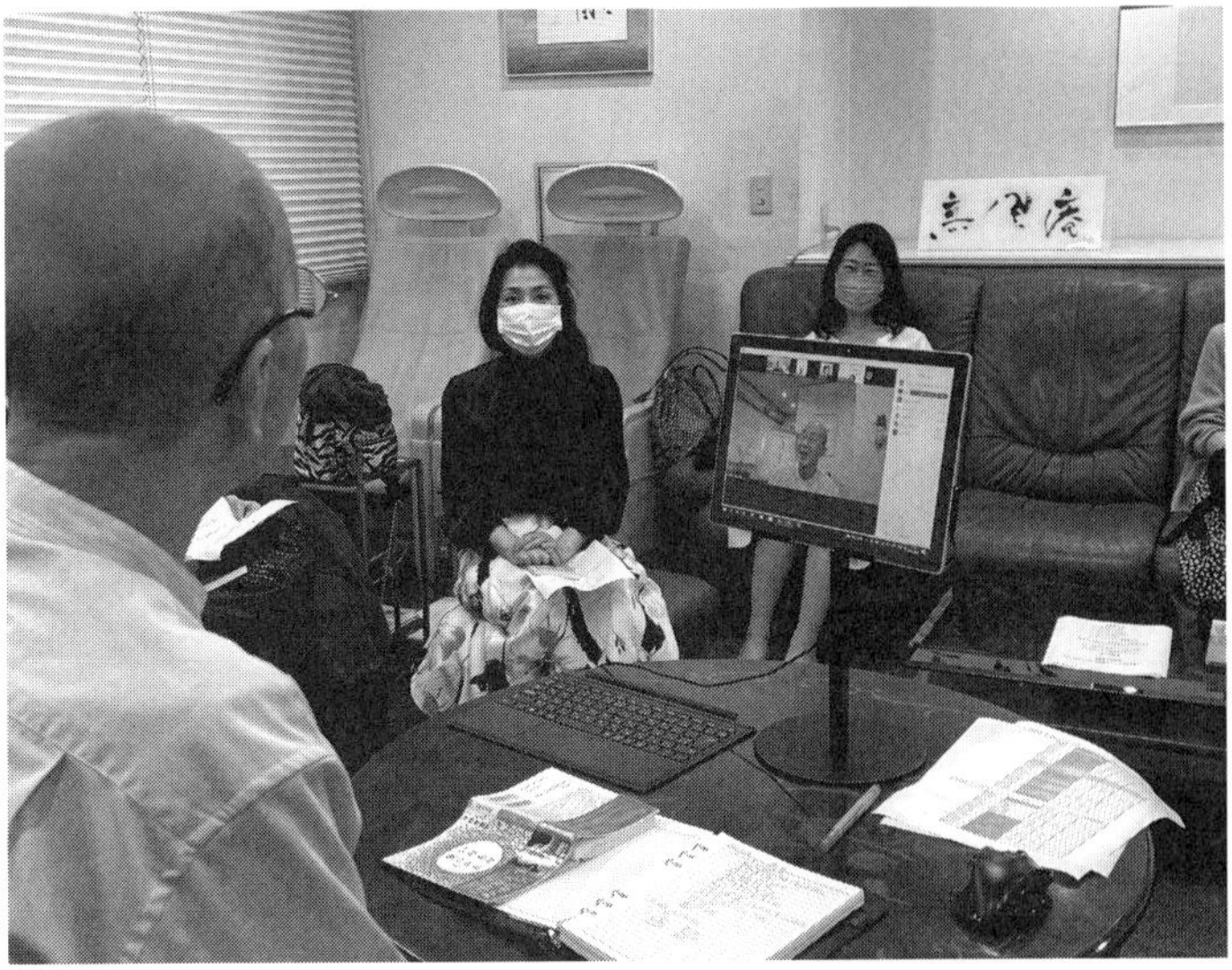

参加者みんなで、「いのち」の使い方や人生について、それぞれの想いや考え、時には悩みを話して語り合う。和気あいあいで、私の冗談に大爆笑する場面も。

日時　毎月第3金曜日　午後7時から30分
内容　院長と参加者で人生について語り合う
参加費　500円
場所　健幸外来サロン（横倉クリニック内）
申込み　受付まで（電話でも可。当日可）
Zoom参加も可。
下記メールアドレスからお知らせ下さい。
メールアドレス：yokokura@kenkogairai.com
Zoomの立ち上げは5分前からです。

第二章

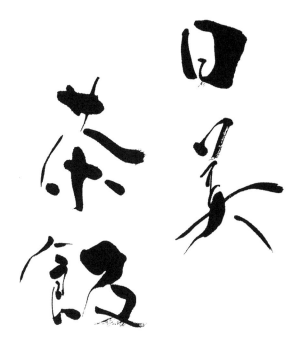

日常茶飯

「人」の健幸づくりには、動物的な「ヒト」としての身体の健康と同時に、「人」として必要なものがあります。それは日々の生活の中で得る満足感と充実感です。そしてその結果生じる幸福感です。何気ない日常茶飯の中に生きる美学が重要です。日常茶飯の中に美を追求したのが茶道です。

平々凡々の毎日が過ぎていきます。でも、何かが動き出した気配がします。今までは表面に出てこなかった何かの力が湧き出してきています。平凡な毎日こそ貴いのです。

（1999.6.16）

初診の患者さんがこのクリニックに来た時に、先《ま》ず感じるのが、「他のクリニックとは雰囲気が違うこと」のようです。皆同様に、待合室がサロン風だと言い、リラックスしているようです。このクリニックの目的は癒しです。それも本人の知らぬ間の癒し。そんな患者さんの話を聞いて、内心ほくそえんでいます。

（1999.12.22）

連休を利用して入院手術をしてきました。手術当日は朝から食事をしていないため、夜は甘い物が欲しくなり、看護師さんに内緒で、女房がくれたチョコレートを頬張りました。美味しかったです。20年前の手術の時は病室にうな重の出前を頼み、見つかりました。我が儘な患者ですが、快適な入院生活でした。

（2010.3.24）

寒いこんな日は、年寄りはチョコチョコ歩いています。どうしたらカッコよく歩けるか。歩幅を広く腕を後ろに大きく振ると、足も長く見えて姿勢もよくなり、風を切って勢いもあるように見えそうです。でも世の中、前かがみで腕を後ろに組んでいる年寄りが多いです。71歳、まだまだ美意識を持たないとカッコつきません。

（2019.1.21）

私が和服を着ていると、坊主頭のせいもあり、90パーセントお坊さんに間違われます。昨日、和服の着こなしから、初めてスポーツジムで呉服商に間違われました。そして今シーズン用に買ったコートを着ていると、世界一幸せな国のブータン人に見えるらしいです。着たい服を着て、美味しいものを食べ、好きな仕事ができ、好きな仲間がいて、好きなことを言って、確かに世界一幸せかもしれません。こんな世界が来てほしいです。

（2019.1.23）

今週末は雪が降る予報です。今週の土曜日は、「健幸外来サロン無風庵《むふうあん》」では「恋する茶会」と「健幸喫茶会」があります。茶道では雪が降ろうが嵐になろうが、連絡がなくとも、亭主は茶室の炉に炭火をおこし、部屋を暖めながら、ひたすら客を待ちます。客も決してキャンセルなどせずに、雪の中を苦労して庵にやって来ます。庵に来た客に身体を温めてもらうため、亭主は飲みやすい温度の白湯か甘酒を出します。これが言葉には表れない、まさに「心のおもてなし」、すなわち和文化の魂です。

（2019.2.7）

茶道の全ては静と動、気と間の連続です。静があるから動に移れます。気を入れるから間が生まれます。この全てを支配するのが、呼吸です。呼吸を支配するのが、自然の空気と空間と時間です。それが人の魂を揺さぶります。そんな世界が、ここに拡《ひろ》がります。

（2019.2.9）

学生時代に読んだ小泉信三の本に、リンカーンの言葉を引用し、「40歳以上の人間は自分の顔に責任がある」と書かれていました。確かに人の顔にはその人の生き様が出てくるようです。昨日、8年越しで、欲しかった眼鏡を思い切って買いました。眼鏡の風格と値段になかなか手が出せませんでした。70歳を超えてようやく買うことができました。眼鏡の風格に見合う顔になっていきたいと思います。

（2019.2.13）

健康外来を始めた頃に受診した男性が、健康志向が強くまさに健康オタクでした。健康に良いものを全て取り入れて、毎日運動をして栄養バランスに気をつけていました。そして検査も正常値にこだわっていましたので、私は彼を「正常値症候群」と診断しました。そして「健康は生きるための手段で、目的ではありません」と話しました。茶道も然りです。多くの茶人が趣味に走り、生き方の美学を忘れます。千利休が茶を極めて美学を伝えようとしたにも拘《かか》わらず、趣味の茶道になってしまっています。千利休を超えた茶人は未だにいません。

（2019.3.16）

週末になると、和服姿の女性をよく見かけます。どうやらこの季節は、茶会が多いせいかもしれません。何故茶会と分かるのか。着物と着付けで分かります。和服はそれぞれの目的によって違います。オシャレで粋に着る着方、日本舞踊の着方、茶道の着方、さまざまです。茶道では派手さはありませんが、その代わりにきちんと着ることが要求され、柄も比較的地味です。男性なら御召《おめし》に袴です。でもその分、カッコよく着こなすことが要求されます。だから毎日トレーニングしています。

（2019.3.23）

28年前、勤務していた病院で健康外来を始めた当初、院長に健康外来の将来像を聞かれ、茶道のことを全く知らずに、病院内に茶室を作ることを提案しました。そして茶道を始めて5年が経ち、少し茶道が身に付き始めた頃に、面白い発見がありました。世の中の本物が見えてきました。人の生き様や世の中の有り様などが実に面白いです。でも、その全てを受け入れるのも茶道の真髄です。師匠に出会い、私が茶道に惚れ込んだ理由が分かり始めました。

（2019.5.10）

女性は顔にオシャレができますが、男性はなかなか難しいです。私は20年前に髭《ひげ》と襟足《えりあし》の脱毛をして、今は週に1回、歯のホワイトニングと、耳毛、鼻毛、眉毛の手入れをしています。でも、これではオシャレと言えません。実はオシャレの真髄は生き方です。生き様がシャレていないと手入れも上塗りに過ぎません。疲れた顔面、業《ごう》を背負った傲慢《ごうまん》な顔面、悟ったような顔面は見たくありません。オシャレな男性は本当に惚れ惚れします。

（2019.9.21）

今日は、健幸外来サロンのプログラム「フットバランス」で、私の冬用の靴を見てもらいます。私の足を測定し、歩き方を見ながら、1時間半も掛けて数ミリ間隔でインソールを調整していきます。もちろん、左右のインソールは違ってきます。靴が足に合わないと、知らぬ間に膝や腰から脊柱、肩、首、脳にまで歪《ゆが》みが生じます。自分の足に合った靴でカッコよく歩けば、人の目線も感じながら歩けます。72歳のオシャレでは、カッコよさが重要です。

（2019.11.18）

72歳になると、できるだけ無駄をしたくない。シンプルにしたい、人との付き合いも気の合った人だけにしたい、食べたいものだけを食べたい、着たいものだけを着たい、と思うようになってきます。これ、実は「全てを受け入れないとできないことだ」と、ようやく思えるようになってきました。日々楽しい日常茶飯です。

（2020.1.27）

ショックなことに突然直面した時に、心の反応がすぐ顔に表れる人がいます。どうやら日常生活での反応とは異なるようです。脳科学から見ると、普段から脳に余裕のある人、ない人の差のようです。そんな時こそ人格が表れます。ただ中には余裕があるわけではなく、根性が図々しい輩《やから》もいます。茶道のお点前を見ていても人格が出てくるので、見ていて面白いです。そしてそれが茶の味にまで出てしまいます。外来診療も、実は医師の人格が出て、患者さんに伝わるので隠せません。

（2020.6.27）

健幸外来サロンが目指すのは「健・幸・美」の追求。「健」は心療ヨガに代表される体感療法と、私が提唱した快食療法に代表される五感療法、これは論文で発表した「健幸脳」の追求です。そしてその上で茶道に代表される、人が生きる「美」の追求。これが最も難しい。頭で理解できることが日常茶飯でも無意識にできることが、健幸の到達点。人によっては信念や覚悟や信仰が必要かもしれない。私は単にカッコ良さだけの追求（笑）。だから人に自分の弱さが見せられないカッコ悪さがあるのです。

（2020.7.9）

茶事では客は万難を排してやって来る。亭主も万難を排して客を迎える。でも客も亭主も万難を排したことすら、微塵《みじん》も感じさせない。そしてお互いの呼吸と魂が同調して静かな時が過ぎていく。そこに本当の一期一会が生まれる。その底には生死の覚悟すら存在する。カッコいいなあ。やっぱ茶人はモテるわけだ。

（2020.7.10）

いよいよ今月から、サロンで「恋する茶会」の茶事が再開されます。師匠は手作りの懐石料理と和菓子を毎日作って食卓に並べて、食欲旺盛な家族と食事をしています。師匠は茶事を特別の行事ではなく、日常茶飯の当たり前の生活の一部としてみたいようです。茶人としての日常生活を狙っているみたいです。茶事をしない、できない師匠が多いなかで、ありがたい師匠に出会ったものです。来月は、私が亭主の茶事を師匠の茶室で勤めさせてもらいます。体で覚えたことをするだけですが、ワクワクしてきます。

（2020.11.4）

毎朝、高輪ゲートウェイ駅から30分のウォーキング出勤をしていると、高輪辺りは人通りが少ないのに、毎日同じ人とすれ違います。ご夫婦で出勤するらしい奥様は、毎日私の洋服をチェックしているようです。さらに三田界隈《かいわい》まで来ると、今度は患者さんと出会うことがあります。楽しい会話の間にもやはり私の洋服のチェックが入っているようです。女房は「目立つカッコするから」と。ちょっと自意識過剰な出勤ですが、まあカッコも付けています。

（2020.11.6）

毎朝30分のウォーキング出勤をすると、途中で身体が熱くなり、冷たい北風が頬に気持ち良く、マフラーと手袋をはずします。

考えてみればいつもヨガをして、心療ヨガチューニングを受け、茶道を習い、全ての靴にはインソールを入れ、毎日、快食療法が習慣となり、これ、「健幸外来サロンプログラム」そのまま。そのうえ、時には書も書き、美人とデートして、診療後は月に20日もジムに寄り、オシャレして色気を目指し、なんだか健幸にいいこと尽くめになっていました。73歳、元気なわけだ。でもまだ足りない。もう少し甘えたい、全ての人のためにも。

（2021.1.29）

冬への逆戻りという天気予報のため、冬の下着と洋服とダウンコートを着てきたところ、風は冷たいが、日差しは春の暖かさ。今日で冬の服装は終わりにしたいです。そして3月から心療ヨガチューニングも再開。茶事もあり、以前から私がしたいと思っていた、戦国時代の千利休が追求した茶の「無風庵茶会」をいよいよ始めます。そして昨年から企画していた六本木レストランでの「快食脳ダイエット」の講座も固まり、4月からスタートします。コロナ禍で温めていた企画が一斉にスタートできそうです。

（2021.2.18）

23年間、毎朝、院長の独り言を書いていると、人に面と向かっては恥ずかしくて出てこないような言葉や表現が、出てきたりします。文を書くということはこんな魅力があるのだと感じます。芝学園の同級生の作家・北方謙三が「横倉、小説を書く魅力は、書いた者しか分からない」と言っていました。私も書いた独り言を何度も読み返すことがあります。社会へのメッセージのときもあり、時にはある女性へのメッセージのときもあります。

（2021.5.19）

昨夜は知人の90歳で亡くなったお父さんの通夜に行ってきました。人生の生き様が滲《にじ》み出ているような、満足気ないい顔でした。私は一体どんな顔で死ねるのか。自分の死に顔が見たくなりました。悟ったような顔もしたくないし、ありのままが良いです。ヤンチャな甘えん坊の顔で死ねたら最高です。そして最後の言葉は「ありがとう」ではなく、「ちょっくら先に行って、悪戯《いたずら》して楽しんでます」と言いたいです。誰か私の死に顔を撮って、あの世に送信してくれるといいんですがね、ちょいと勇気がいりますよ。エヘヘヘヘ。

（2021.6.24）

9月も今日で終わり、緊急事態宣言も解除されます。そして風も秋の風になり、人々の生活も元に戻ることができます。いや、元には戻りません。新しい生活、生き方を教えられたようです。今こそ日本人にしかできない生き方を、世界に示せる時です。日本人にしかできない生き方こそが、これからの時代に求められていると信じています。日本上空にはいい風が吹いています。時には荒く、時には爽やかに、それを感じることこそが日本人です。

（2021.9.30）

昨日、恋庵（師匠の自宅茶室）の小間で風炉《ふろ》（茶釜を火に掛けて湯をわかす夏季用の炉）の最後の濃茶の稽古をさせてもらいました。ただただ自然にお点前ができました。終わって、師匠からいつものように「今日の稽古はどうでしたか」と聞かれ、私は「宗風としてできる最高のお点前をしました。そして最高の濃茶をお出ししました」とお答えしました。ようやくそのことが分かってきました。父が幼い頃から私に言っていた「なんでも一生懸命にしなさい」という意味が、74歳でようやく理解できるようになりました。これが今を生きるという事です。

昨年、癌になるまで続けていた朝の出勤前のウォーキングを、時間の余裕を作って再開しました。田町駅で降りて慶應義塾大学正門の前を通り、綱坂を登ってイタリア大使館裏を通り、綱町三井倶楽部まで出て降りてきます。やはり年を取ると、毎朝起床後にしている腹筋、背筋、骨盤筋のトレーニングと、ストレッチ、ウォーキングは、毎朝しないと体力がすぐに衰えます。あとはヨガとジムでの自主トレです。体力をつけておかないと、先週末のように4日連続デートができません。もちろん最終日は家内でしたが。

（2021.10.13）

75歳になった5月に新たな誓いを立てました。「100歳まで元気で色っぽく粋に生きたい」と。私の周りの「美の天使」たちと、あと25年間楽しく生きていたいからです。第一弾としてようやく購買欲が湧いて、ISSEY MIYAKEの新ブランドの服を購

（2022.4.14）

入しました。そして、またまた美の天使が天から舞い降りて来ました。25年間のテーマは「生き方の美」です。

（2022.5.23）

6年位前に夏はパナマ帽を被っていたところ、家内が「帽子は暑いでしょう。日傘を差したら」と言われ、最初は試しに折り畳み傘を差したところ、相当の効果があり、早速シルバー色の日傘を買いました。その頃は、男性は誰一人、日傘を差していませんでしたが、すれ違う人が羨ましそうに見ていました。そこで、南青山界隈で袴を穿いて日傘を差して歩いたこともあります。目立ち過ぎでした。ただ、日傘を差すには相当なオシャレをして、歩き方までカッコつけないと、単なる暑がりの男だと思われてしまいます。

（2022.5.30）

75歳、バストアップするのに朗報。70歳を過ぎてから、どんなにベンチプレスをしても、大胸筋は張っているのにその上の脂肪分が下がり出しました。先日の心療ヨガマッサージの際にバストアップをしてもらったところ、施術したほうのバストが1㎝上がっている。早速、昨日からジムで胸の筋膜を剝がした直後にベンチプレスを試みると、なんとジムの鏡に映った胸が上がっている。元に戻りやすいので、週3回は筋膜リリースとベンチプレスをすれば維持できるらしい。でも、一体誰に75歳の胸を見せるのか。

（2022.6.6）

院長の独り言をいつも読んでくれる女性に、「75歳になったから、私の人生ではこれからはもう躊躇《ちゅうちょ》という言葉をなくそうと思う」と話したところ、女性が「先生、今までも先生には、躊躇という言葉は見当たらないですよ」と。改めて昨日、自分の人生を振り返ってしまいました。そういえば突進の割合の方が多かったみたいです。人生にも、女性にも。

（2022.6.17）

昨夜は新型コロナウイルス感染拡大のため休会していた、2年振りの港区産婦人科医会の会合でした。皆さん、ダークスーツにネクタイ、女性も無難な洋服で、喋ることも、港区の産婦人科の勢力争いや、学会で常任理事になったとか、監事になったとか、院長や名誉院長になったとかが話題にのぼるような、相変わらず古い世界でした。私は白のシワ加工のブラウスに濃いピンクのパンツ、白のスニーカーでした。今日からは、夏の定番といえる小型扇風機と日傘の登場です。今朝も自由に自然に、女性とのメール交換から始まりました。

（2022.6.24）

2日の連続デート。「先生といっぱい楽しみたいです」、「先生には、いてもらいたい患者さんがいっぱいいますから、あと20年は生きてもらわないと困ります」、「私が80歳になってもデートして下さい」。大好きな女性たちが周りにいるから、あと30年以上、私も生きないと、損してしまいそうです。これ、老人天国かもしれないです。その後も天国になりそうです。

（2022.7.20）

故・日野原重明先生は、著書に「医療はアート」であると明言しています。医療に音楽や絵画などの芸術を使うのではなく、医療そのものがアートだと。素晴らしい絵を描く技術や素晴らしい演奏技術があっても、人の魂を感動させることはできません。どんなに茶道のお点前が綺麗でも、主客の魂が同調しなければ、それは単なる茶道教室です。どんなに高い高度医療技術を駆使しても、病気は治せますが、人は治せません。医療そのものがアートなのです。そんな外来を毎日意識せずにできるのが、医者人生の最幸です。

（2022.7.21）

今朝の涼しい風の中、暑さで中止していたウォーキング出勤を再開して来ました。慶應義塾大学の三田の山、綱町三井倶楽部の森の中、イタリア大使館の森の中から、蟬の声が夏真っ盛りに聞こえてきます。やはり三田界隈、芝界隈は大好きな所です。そろそろこの界隈で私のお墓も決めておいてもいいかもしれません。それも、とてつもなく楽しい墓を。

（2022.8.5）

本の出版の準備が密になってきました。カバーのデザインなどを本屋さんに立ち寄って、見てきたり、本の帯なども検討したりしています。「はじめに」も何回も書き直して、来月には完成させます。本文のチェックも始まります。来月からはスケジュールに少し余裕を持たせて本腰を入れていきます。気と間のバランス「気間々《きまま》」です。

（2022.8.27）

最近、同世代や団塊世代の人たちが、テレビで見たり会ったりすると、どうもしっくりこないことがあります。ご本人の「いい年の取り方をしているよ」という雰囲気が顔や態度や言葉に表れると、むしろ哀れにも思えてしまいます。確かに今の年齢では体力気力への努力は必要ですが、それすらも強調されると、嫌気すら覚えます。今までどんな人生を歩んできたのか。これからどんな人生を目指すのか。人はいつの世代でも、その時の生き様が表れています。

（2022.8.29）

人は安定を求めて動いています。一瞬安定が得られても、数秒後には不安定になることを忘れています。常に進むしかないです。進むというよりは挑戦です。戦いも苦しいこともあれば、心が躍るようなこともあります。苦しいか楽しいかは、人の心次第です。死ぬまで心の挑戦です。それが分かった時こそ、人生の醍醐味が分かった時です。

（2022.9.1）

今年の秋には無二の親友と最高の人生を見つける旅に行きます。暮れには人生最高の客を招いて、人生最高の茶事の亭主をします。人生最高に素晴らしい美と佳たちです。

（2022.9.7）

来年は父親の50回忌、母親の13回忌。私も76歳となるので、そろそろ多磨霊園の横倉家の墓をどうするかを、昨夜、姉と相談しました。私は30年後の１０５歳までずっとデートしたいと言われている女性もいますので、それまで生きないと失望させてしまいます。80歳と105歳で楽しいデートを重ねて生きます。永遠に。

（2022.9.9）

連休はどうやら雨風が強くなりそうです。予定がないので、そんな中でもスポーツジムに行きます。台風でも大雪でも行きます。茶道ではどんな時でもひたすら亭主は客を待ちます。待つ時空間の心地良さに、自然に魂が落ち着くのが感じられます。ただ聞こえるのは、釜で湯が煮えたぎる音だけです。全てを準備して、来るのを待つ。美しい恋人を待つように。

（2022.9.17）

昨日、シルクのタートルネックが欲しくて、日本橋から銀座を久し振りに探し回ってみましたが、どこもウールとカシミアしかなく、そんなものはもう持っています。高校時代にも着たいコートを探して東京中を回りましたが、やはり見つからないので買わずに帰ってきました。買い物に付き合った姉は呆れて怒ってました。結局、私がデザインしてコートを仕立ててもらいました。オシャレはインスピレーションとこだわりです。やはり店は売れるものしか売ってません。それを実は買わされているわけです。

（2022.9.21）

茶道でお点前をしていると、緊張感がないわけでもなく、リラックスしているわけでもなく、無になっているわけでもなく、何故か気持ちが良いのです。気と間の時の経過と、かすかな音と空気感と、人の気配まで取り込んだ全てが調和し、終われば満足感と充実感と幸福感に静かに充たされます。これぞ健幸そのものです。

（2022.10.15）

健幸外来サロン

恋する茶会
〝一服いかがですか〟心身と魂を整え五感で味わう

講師 宮副紘美《みやぞえひろみ》さん

茶の湯は最高の健幸づくり

「クリニックで恋する茶会をお願いできませんか。紘美先生にしか、できないことなのです」

横倉先生のそんな一言から、横倉クリニックで恋する茶会をさせていただき、10年になります。

幼い頃から茶の湯を学んできた私にとって、お茶はあまりに自然に暮らしの中に在ったため、横倉先生のおっしゃる「茶の湯は最高の健幸づくり」という発想は目から鱗が落ちる想いでした。

確かにそうなのです。

茶の湯は、主客共に五感を、もっと言えば第六感さえもフルに使って、今のこの一瞬に全身全霊をかけて、一服のお茶を味わいます。

その中で人は知らず知らずのうちに、本来の自分と静かに向き合い、互いを認め合い、季節の移ろいを感じながら、自然と心身魂が整うのです。

医療や治療も、本人が元々持っている生

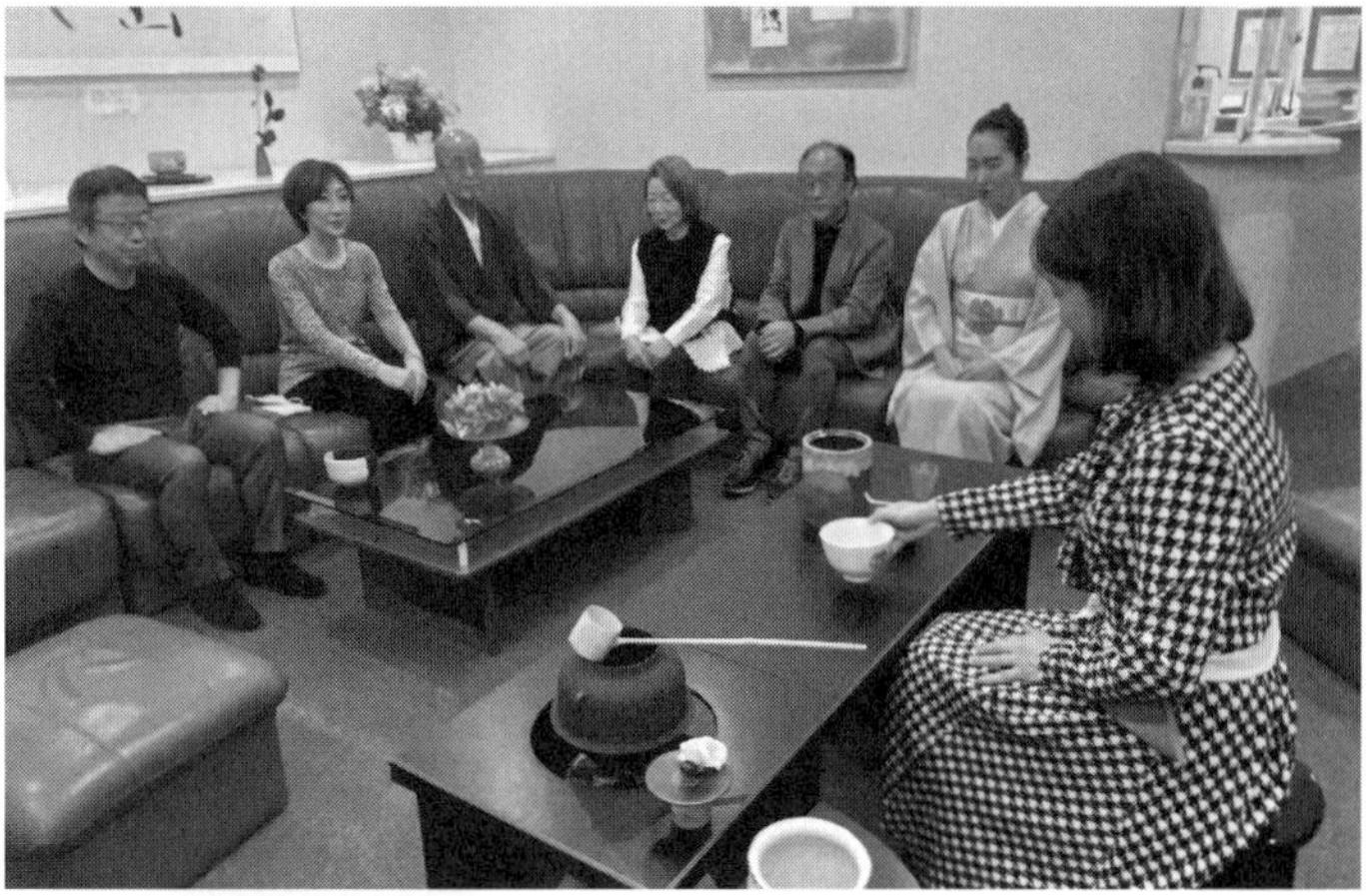

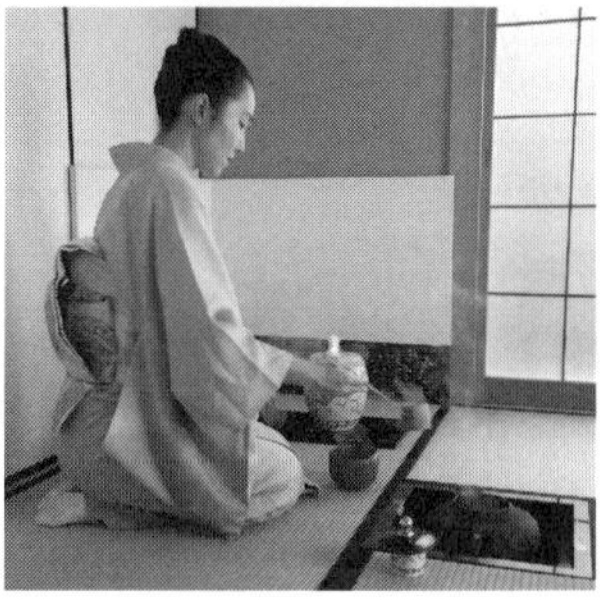

上／茶会は初めての方からベテランの方までが参加
下／自宅茶室「恋庵」にて茶事と稽古に勤しんでいる

命力を引き出していくことが最も大切なのではないでしょうか。それにはまず、本人の心身と魂を、本来の姿に整えること。そのチカラが、茶の湯には確実にあります。

そのことを、横倉先生に改めて気づかせていただきました。

これからも横倉先生が目指す、「世界中の人を健幸にしたい」という大願を、恋する茶会を通してお手伝いさせていただければと考えております。

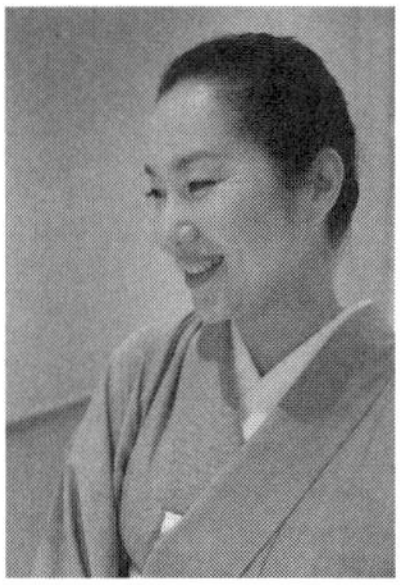

宮副紘美（みやぞえひろみ）
茶道 表千家講師
恋する茶会 主宰

15歳から茶道を学ぶ。母校の学習院女子大学茶道教授助手を経て、2009年、30歳で恋する茶会を創立。2017年、新宿区西落合に自宅茶室『恋庵』を新築。現在は、5歳と4歳の子育てをしながら、茶事と稽古に勤しんでいる。毎回、手作りする懐石料理と和菓子も大好評。
https://www.instagram.com/hiromimiyazoe

日時 毎月第2土曜日　14：30〜16：30
内容 茶道稽古、点前、健康談義
受講料 1回6000円
5回26000円（1年間有効）
申込み 横倉クリニック受付（前日まで）

健幸喫茶会

健幸外来サロン「無風庵」で、茶の湯で健幸談義

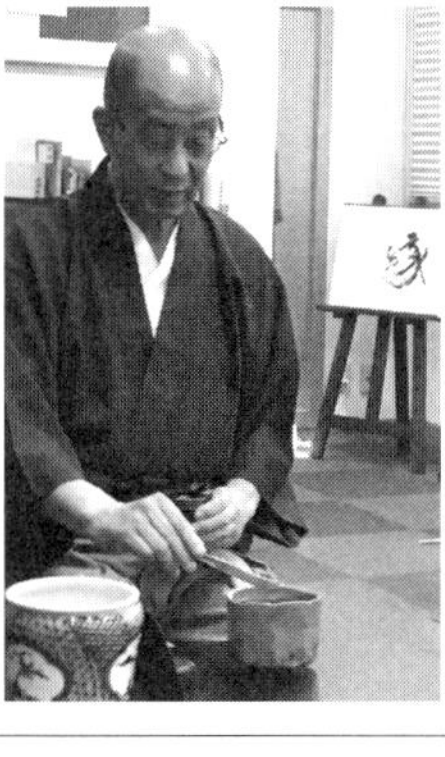

健幸外来サロン「無風庵」では、亭主は茶の湯の世界で客を迎えます。
茶室としての「無風庵」は、世間の溢れるばかりの情報から 一時的に切り離された空間となり、鎧を脱いだ心と身体をストレス社会から一時的に守ります。
そして鎧を脱ぎ捨て、自由になった心と身体で、宇宙空間のあらゆるもの、そして自分自身と向き合える場所となります。
「無風庵」ではすべてあるがままに、時と場が自然に運ばれていきます。「健幸と茶道のこと」「身体のこと」「心のこと」何でもお話ししましょう。

日時 毎月第4土曜日 17：00〜18：30
内容 和菓子と抹茶と健幸談義
講師 横倉恒風
参加費 2000円
申込み 横倉クリニック受付にて、あるいは電話申込み

第二章

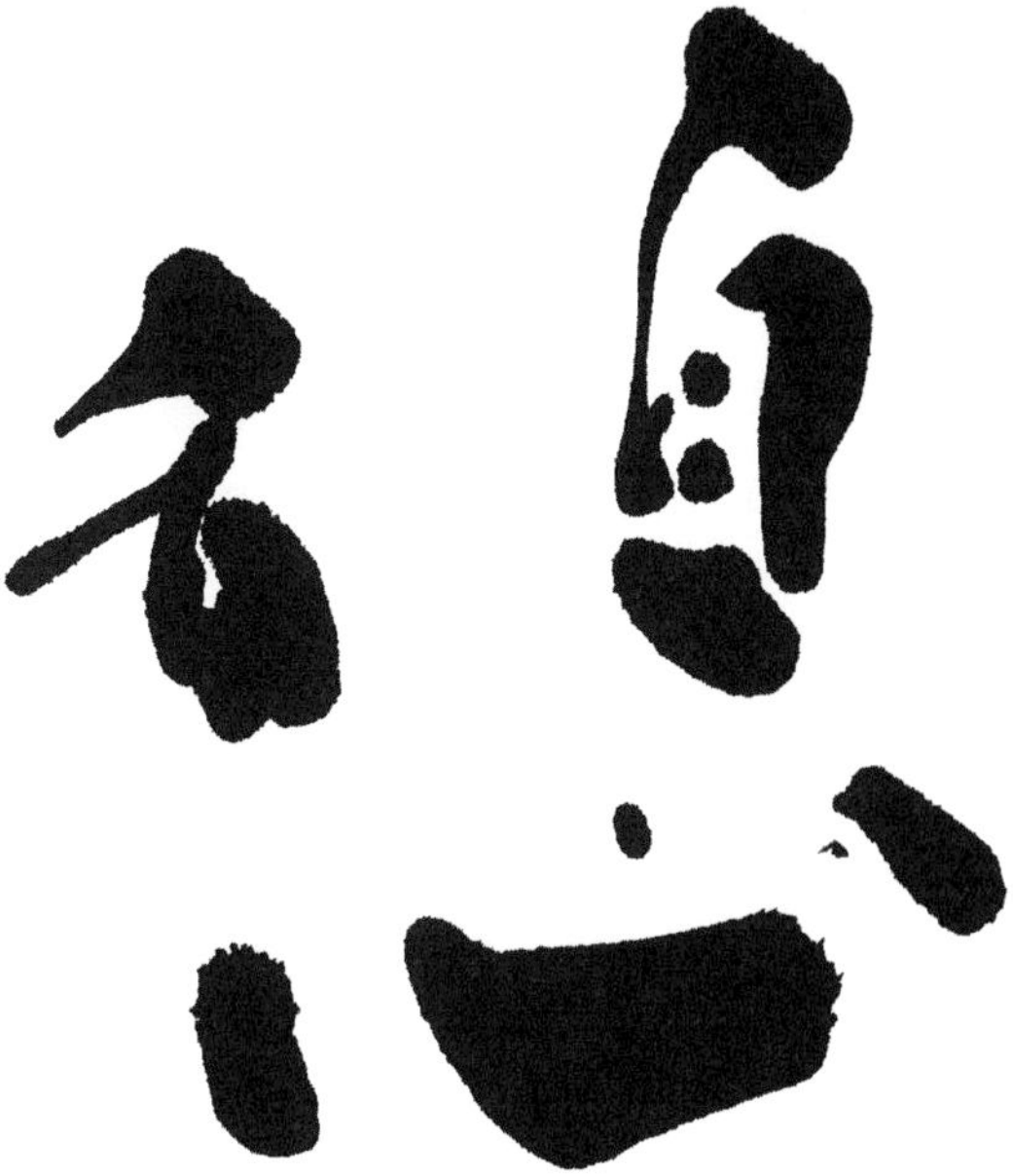

通常の医療機関の待合室は、診療を待つ空間でしかありません。健幸外来サロンはドアを開けた瞬間から受診者も気がつかないうちに、健幸づくりが自然に始まるようになっています。健幸外来サロンを「心・遊・寛」と命名し、心が遊ぶ寛いだ時空間となります。それが憩いの場です。

当クリニックは、サロンでもある待合室を「しんゆうかん」としました。「親友館」ではなく、「心・遊・寛」です。また患者さんがクリニックを受診するのではなく、われわれが「受心」するのです。そして私が病気を診断するのではなく、患者さんが「心暖」するのです。これが横倉クリニックのコンセプトです。

（1998.9.2）

最近、ウォーキングをしている人をよく見かけます。でも、楽しそうに歩いている人はいません。運動では人は健康になれません。健康な人が楽しく運動できるのです。楽しい運動なら健康になれます。

（1998.10.7）

今日は気持ちよく晴れています。こんな日は外で診療をしたら、患者さんは薬も使わずに元気になりそうです。私も一緒にさらに元気になってしまいます。そんな診療がしたいです。

会社帰りにクリニックのサロンに寄って、お茶を飲んで、アロマの香りを嗅いで、音楽を聴いて帰る患者さんがいます。この姿こそ健康外来であり、健康づくりの本質です。本人が気がつかずに健康になることが、本物の健幸づくりと思っています。

（1999.7.7）

（2005.9.22）

今の健幸づくりは単に身体のことばかりで、なかなか成功しません。脳が生きる「脳力」を回復すれば、人は自然に身体の健幸を取り戻すことができます。しかし人の健康は身体ばかりではありません。動物ではないからです。人は生き方の美学を自然に身につけない限り、真の人の健幸とは言えません。茶道は日常茶飯に美学を追求した道《みち》です。自然に生き方の美学が身につきます。一服の茶にはその人の生き様がでます。怖いです。素晴らしいです。気持ち良いです。私は良い師匠に巡り合いました。

（2019.1.18）

クリニックを開設した20年前に、健康外来の一環として「アロマ外来」を開設しました。当時は他に類のない外来でしたので、当初は待合室の椅子でアロママッサージをしていました。体性感覚のストレスには、心地よさを提供しないと元気になりづらいです。疲れている患者さんが目の前にいたら、時には私がマッサージをしていました。さらにアロマ外来の形を変えた企画を検討していて、10月からの外来がいっそう面白くなってきました。

（2019.9.20）

患者さんにはよく「自分を第一位に考えて、自分のしたいことをして、食べたいものを食べて、着たいものを着て、自分が良いと思ったことをやりなさい」と話します。すると「それができないのです」と。実はできないのではなく、しないだけです。「今日は食べたいものを食べて下さい。明日死んでもいいように」と。これが健幸の極意です。

（2019.9.27）

健幸外来サロンで毎月開いている「生活美容研究会」のあった昨夜は、今年最後の会合でした。そこで、参加者の皆さんに来年の抱負を語ってもらいました。皆それぞれ自分の夢を語り、輝いていました。私も夢を語ろうとしたところ、参加者全員から「ナンパでしょう」と異口同音で言われてしまいました。それもありますが、「100年先の人材育成塾を創りたい」と72歳の男のロマンを語りました。

（2019.12.12）

健幸外来サロン「フットバランス」の野村講師が、西麻布に店をオープンしたので、昨日行って来ました。なかなか良い雰囲気でした。この店をつくるのが人なら、人をつくるのも店です。クリニックも私がつくりましたが、クリニックが患者さんを元気にしてくれています。私に会いたいという人には、先ずクリニックに来てもらっています。クリニックが私ですから。そして私が一番好きなところがクリニックですから。

（2019.12.5）

朝、老夫婦が営む手作りベーカリーに寄って雑談しただけで、なにかホッとして元気になります。パンも最近の高級パンではなく、昔ながらの菓子パンなのですが、なにかホッとします。多分老夫婦の今までの人生の生き方が、ベーカリーとパンに詰まっているせいでしょう。この老夫婦の先輩を見習わなければなりません。そこに居るだけで良いんです。この老夫婦こそ健幸の達人です。

（2019.3.1）

3年前、私の思いつきで立ち上げた「健幸の達人」の会、「大人の美学塾」、「健幸と和美《わび》のこころ未来塾」が、昨年、私の中で行き詰まり、先月、健幸の達人たちに一時解散の通知を出しました。ところが解散してみると、一カ月も経たないうちに私の中で、新しい構想が湧き出してきました。また思いつきだけで考えずに始めると失敗するので、今度は慎重に。でもワクワクしながら、企画を立ち上げていきたいです。全ては100年先の子供たちのために。

（2019.4.17）

来週がＧＷのため、今週はクリニックに花を入れませんでした。患者さん「クリニックに花がないと淋しいですね」。私「クリニックの花は患者さんですよ」。患者さん「先生、相変わらず上手《うま》いですね」。これ治療なんです。

（2019.4.25）

茶道では歩き方を見ただけでお点前のレベルが分かると、師匠からは和室の歩き方を厳しく指導されます。少し自信がついたのですが、先日、ジムの風呂で私の歩き方を見て、幼い頃に大腿骨を複雑骨折した跡を見抜いた、ジムメンバーのフットバランスのプロがいました。そして、現・健幸外来指導講師の野村さんに足袋《たび》用の私のインソールを作ってもらったところ、全く別世界を歩いているようでした。６月からの健幸外来サロンメニューでフットバランスを始めることになりました。

（2019.5.17）

医者が患者さんと接する時、どんなに丁寧な言葉を使ったり、親切な言葉を使ったり、思いやりのある言葉を使っても、医者の人格は隠せないのだと、勤務医時代の経験から感じていました。それ以来、私はむしろ自分の人格を前面に出すことにし、私という人間で接するようになりました。そして、気がつくと私は患者さんに夢中になってしまい、クリニックに来院した患者さんが、皆好きになっていました。たまに惚れ込んでしまうような人もいます。毎日好きな人ばかりが来てくれる外来は幸せです。

（2019.6.1）

開院以来、毎朝「今朝の院長の独り言」を書いてきましたが、最初はクリニックにファイルを置いていただけでした。メルマガで配信するようになり、ＦＢの登場でさらに拡がりができました。過去の思い出を見ると、同じ季節に同じような独り言を書いていたのが分かります。新緑から夏の海、秋の紅葉、冬の木枯らしから桜の開花と、日本人は２０００年も春夏秋冬、毎年同じように季節を感じて、感性豊かな日本文化を育ててきたのだと思います。それを昔と同じに感じられる感性こそ、日本人の素晴らしさです。

昨日の日本産科婦人科学会の特別講演は、吉本興業の芸人であり放送作家でもある人の講演でした。テーマは「診療に笑いを」というもので、会場はまさに笑いの渦で吉本そのもののようでした。そして吉本興業の代表的な芸人は一流を極めるものを持っており、そのために世間でも評価されていると納得しました。内容は私のクリニックの診療と全く同じでした。ということは私も一流になれたのか、はたまたクリニックが吉本興業になってしまったのか、私もスタッフも患者さんも毎日笑っています。

（2019.6.6）

健幸外来サロンでは人の健幸は「健・幸・美」の3要素が基本と提唱してきました。「健」はヒトが生きる能力の復活です。ところが今の健康づくりでは却って不健康になるばかりです。川の上流の水が汚れているにもかかわらず川の下流で浄化しようと

（2019.6.1）

しているだけに過ぎません。そしてストレスが不健康の原因であるにもかかわらず、却ってヒトにストレスを与えているという事実を把握していません。もう30年も前から健幸外来ではそのことを主張しています。明日は「美」について独り言を喋りましょうかね。

（2019.7.25）

脳の内分泌学が専門だった私は、人の健幸を脳で捉える事ができました。川の上流にあるのが脳です。生きる能力は脳に存在します。そして生きる能力を実現した動物としての「ヒト」の健康を、「人」の健幸にするには「美」が必要です。美容ではなく、「人が生きるための美学」です。ここで初めて人間の健幸が達成します。日々の日常茶飯に美学を見つけたのが茶道です。あとは健・幸・美の「幸」です。明日は「幸」を喋《しゃべ》りましょう。

（2019.7.26）

今朝、風を頬で感じましたか。どちらから吹いていましたか。雲の流れが目に入りましたか。陽射しを感じましたか。天候が荒れそうな予感がしましたか。道はまだ濡れていましたか。蒸し暑さの匂いがありましたか。夕食は美味しかったですか。舌で感じましたか。野菜の命を感じましたか。「命を頂きます」と言いましたか。健幸とはあらゆるものに感謝する心と身体です。感謝の字の中に心《こころ》と身《からだ》があるのに気が付きましたか。これが健・幸・美の「幸」です。

(2019.7.27)

健診や人間ドックで検査しても、健幸度は検査値にも測定値にも出ません。従来の科学が客観性からすべてアプローチしているからです。医療現場では、痛みの強さや性質を測定できません。主観だからです。健幸科学は従来の科学理論を超えた主観です。「元気が出ました」、「楽になりました」「ワクワクします」「心地よいです」「スッキリしました」、これらも測定することができません。健幸づくりは運動や栄養学、医学だけでは、実現不可能なのです。だから益々面白くもあり、同時に困難なのです。

(2019.7.29)

3連休明けの今日は通常診療をします。そして明日から1週間、夏季休暇という変則的な夏となります。長年行っていたヨットクルージングは昨年やめることを決め、今年はヨガトレーニング三昧と茶道のお稽古三昧。25年前に新聞に連載した50本ぐらいの原稿を、改めて書き直します。25年前に私が提唱した健幸概念に基づいた原稿は、今でも最先端と言える原稿を書いていたのだと、我ながら改めて感動しました。自分を褒めてあげたい気分です。今度SNSの「NOTE」に投稿予定です。

(2019.8.14)

「だるい」、「落ち込んでいる」、「やる気が出ない」、「疲れた」、「情緒不安定」、「ストレスを感じる」と言う人たちがクリニックに来ます。一方「元気」、「大丈夫」、「疲れない」、「絶好調」と言う人たちも来ています。私の顔を見に来るだけの人もいます。私と喋《しゃべ》りたくて来る人もいます。築き上げた私のクリニックの診療です。

(2019.8.29)

朝一番にクリニックに着くと、立て看板を出して、セキュリティーを解いて鍵を開け、空調を点けてからPCのスイッチを入れ、黒板に「今朝の院長の独り言」を書きます。その独り言をFBに投稿します。その後は、花に水をやり、アロマを焚《た》いてから郵便物を見て、診療時間となります。院長は、結構朝から忙しいのです。今朝も気持ちの良い朝です。

（2019.10.2）

昨日は、私が大学医局時代に入局した後輩と食事をしました。彼は某大学の産婦人科教授を退官して、今はフリーだそうです。彼が「横倉先生に最初に教わった、手術の器具の持ち方と使い方が染みついて、おかげでどんなに難しい手術もきれいに出来ました。そして、先生が慶應義塾大学病院で処置をした、教授はじめ医局でも注目された難しい症例ですが、その後、私も直面しました。同じ処置をして、患者さんの子宮を摘出せずに済み、患者さんやご家族からとても感謝されました」と懐かしい話を交わしました。まさに「鉄は熱いうちに打て」でした。私も相当打たれましたから。

（2019.10.3）

先週から手首に痛みを感じて、次第にその痛みが強くなったので、一昨日、かかりつけの女性整形外科の医師に診てもらったのですが、特に異常はなかったようでした。どうやら何かで捻《ひね》ったようです。昨日までサポーターをつけて診療をしていると、患者さんが「どうしたんですか」と尋ねるので、「女性に捻られました」とお答えしておきました。患者さんは「先生、モテ過ぎだから、焼餅やかれたんでしょう」。そんな気がしてきました。単純な医師の日常の診療風景です。

(2019.11.7)

健幸脳を実現するには、体感ストレスに対して体感療法、外部からのストレスに対して五感療法が必須です。そして最終段階では健幸美学が必要となります。健幸外来サロンでは昨日から体感療法としてヨガが始まりました。6年前から始めた五感療法の茶道と合わせて、ようやくプログラムが確立できました。私が提唱した「健幸脳」を実現するためのヨガや茶道だけが健幸脳によいわけでは決してありません。それを伝える人の生き様が最も重要なのです。

(2019.11.9)

クリニックの待ち時間に始めた心療ヨガチューニングは毎回満員で、それを目的にクリニックを受診する患者さんまでいます。15分で患者さんの痛みやコリや悩みをつかみ、治して指導までするとは、まさに神業です。さらに、日曜日に健幸外来サロンで開いているヨガレッスンまで予約していく人もいます。健幸脳づくりの体感療法の効果として医療とヨガが一体となった、新しい心療ヨガは今後の展開が楽しみです。

（2020.1.25）

30年前に健康外来を創設した当時、医療の世界では、健康に携わる医療人は皆無でした。健康に関わっていた医療人は、私が勤務していた済生会中央病院院長と聖路加国際病院院長（当時）の故・日野原重明先生だけでした。そして30年たち医療関係者も少しずつ健康に関わる人が出てきましたが、未だに私の後継者としたい人が現れません。むしろ、一般の方の中にいるようです。一体何故なのか。私が提唱した健康科学概念の中の「人」を見る医療人がいないということです。そろそろ教育が必要かもしれませんが、実は教育では育たないのが、健幸外来の本質なのです。

（2020.2.8）

大学医学部の頃、同好会のヨット部に入部してから他の部員より上手くなりたいと思い、最も厳しい、大学体育会ヨット部の合宿にも参加して、3月の冬の海に出ていました。先輩がヨットでの私の形相をみて、とてもかなわないと思ったようで、おかげで東日本医科学生総合体育大会ではトップクラスになりました。産婦人科医局に入局して、トップクラスの医師になりたいと、最も厳しい先輩がいる病院を希望して行きました。おかげで教授をはじめとして、皆に評価してもらいました。博士号も早く取りたいと思い、最も優秀で研究熱心な先輩につき、おかげで、同級生の中で最も早く博士号が取れました。茶道を始めてから、先輩を早く追い越したいと思い、人の3倍速で稽古を重ねました。先日、私のお点前を4倍速の動画で撮ってくれた人がいます。私の人生は、甘えん坊から発した負けず嫌いと、人に認めてもらいたい甘ったれ人生だったようです。

（2020.2.10）

「今朝の院長の独り言」を開院以来22年間、毎朝、黒板に書き続けていますが、患者さんが「先生の字は達筆すぎて読むのに苦労します」と。そこで先月からプリントアウトして1カ月分の独り言を手渡ししたところ、患者さんは「これでじっくり読めます。楽しみです」と。私は「女房は独り言を書いているのは知りませんから。内緒の話もあるんで、バレるとヤバいんです」。――秘密。

（2020.6.5）

今日、2カ月振りに健幸外来サロンで茶会を開きます。私としては、新型コロナウイルス流行下でも茶会をやりたいと思っていました。千利休の時代は、戦の最中でも命懸けで茶会を開いていました。外来に来る患者さんも命懸けで来院してきます。それに答えるのが亭主の真髄です。だからこそ人の生き様、生き方の美学が生まれます。亭主も客も命懸けでした。ここに本当の粋と艶が表れるのです。

（2020.6.13）

先日、私の趣味を聞かれ、「診療」と即答しました。毎日、何十人かの女性がやって来てくれます。「今日は可愛い顔しているね」、「先生、よく分かるのね。今、彼と会って来たからよ」、「なあんだ、先越されていたんだ」、「先生、上司と合わないんで落ち込んでいます」、「大丈夫、落ち込んだ女性は可愛いんだから。上司に可愛くしてもらってありがとう、と言ったら」、「先生、顔見に来た」、「美人が来ないから寂しかったんだから」、「分かった、先生、じゃあね。先生、好きよ」。医者になりたくて医師になって、世の中で必要な最先端のこんな診療が出来ています。医療は最高の趣味で道楽です。

(2020.7.15)

昨日は久し振りに港区産婦人科医会があり、後輩たちに会いました。みな患者さんの減少とか、これからの医療体制などを悩んでいるようでした。慶應義塾大学医局の後輩から「先生は70歳を越えて何が楽しみですか」と質問をされました。私は「毎日、診療が一番楽しみ。思ったことが言えるようになり、患者さんも気楽に話してくれるし。あと医者以外の後輩たちが成長するのが楽しみだね。100年先まで期待しているから」と話しました。「先生の外来が羨ましい。先生は病気を通して人に接しているみたいですね。何歳までクリニックをやるのですか」。「多分、死ぬまで。だって毎日美人たちが私の顔を見に来てくれるから。そして私に幸せを運んできてくれるから」。

（2020.8.7）

健康外来を始めた30年前の頃。一緒に研究してくれていた国立大学のある教授が「医者は医学知識を患者さんに照らしている月で、人を健康にできない。横倉君はまだ未熟だが、自ら光を発する太陽で、人を健康にすることができる人だ」と。私は教授に「医者が太陽になるんではなく、患者さんが太陽になることが重要です。医者は目には見えない風で、風に吹かれた患者さんが太陽になれるのです」と言ってしまいました。それ以来、私のテーマは風となり、70歳でようやく雅号を「恒風《こうふう》」と名乗り、先日、茶道家元からも茶名として「宗風」を頂きました。

（2020.10.2）

昨夜の健幸未来塾は前回と同じ「生命の尊厳と死生観」、禅語から「廓然無聖《かくねんむしょう》」でした。塾生のレベルは高く、人が生きることこそが死生観と、そこに居ることが生きる実証と死生観だと実感させられました。私は中学高校が弁論部、そして全共闘と理論武装してきました。臨床を体感で教えられ、そして今、人を治すことは治療ではなく、人を抱きしめることと、ようやく気づかされています。「健やかに生きることは健やかに死ぬこと」それが「健幸の真髄」と信じて生きている塾生たちでした。１００年先の子どもたちにも伝えて、生きてもらいたいです。

（2020.10.9）

秋の夜長の季節なのに、夜長を感じられる人が都会では少ないです。24時間の区切られた時間で生活しているからです。日の出、日の入りを、身近に日々感じていません。それが大きなストレスの原因だと、医学界でもあまり言われていません。むしろ規則正しい生活が健康に良いとさえ言われている始末です。24時間で生活していると雨降りでも動けるように傘を持って行動しなければなりません。雨宿りは遠い昔の習慣になってしまっています。信号待ちをしている時に雲行きを見ている人はいません。皆、赤信号を見ています。でもそれは貴方の健康の赤信号です。

（2020.10.15）

30年前、健康外来サロンを始めた当初、故・日野原重明先生に招かれ、話をする機会に恵まれました。ちょうど先生は今の私の年齢ぐらいでした。先生は「横倉君、今、私は私の構想を実現するために、募金活動をしていて、患者さんにも私自らお願いしているんです」。「えー、先生自らですか」。そして健幸外来を広げるための方法まで伝授されました。「これだ！」今朝、ウォーキング出勤する途中で、20年前に描いた夢が再現されてきました。どうやら新型コロナウイルスが健幸の風を運んでくれたようです。

（2020.10.29）

昨日の健康未来塾では、小泉信三全集から「同胞、祖先、子孫に対する義務」について学びました。「40歳以上の人間は自分の顔に責任がある」（リンカーン）。生まれた顔で死ぬのは恥。そして日本も進化させて遺《のこ》していくことを心掛ける。そして禅語から「不立文字《ふりゅうもんじ》」について考え、話し合いました。言葉や文字で表現できない「間」こそ表現の基本だと。私も、最近、人の顔が気になります。今の自分の顔もよく鏡で見ます。ちょっとだけ自分の顔が気に入っています。お点前では、呼吸をちょっとだけ心掛けています。

（2020.11.13）

昨夜、私にとっては初めてかもしれない、男性3人だけの会食をしました。心療ヨガから始まり、ブレインビューティ、さらに脳と美容まで、高いレベル感で盛り上がりました。相当に意識改革をしないと、人の健幸が実現できません。帰路、患者さん数人と会ったところ、皆さん、気楽に声を掛けてくれました。同行の男性が患者さんの気楽さに驚いていました。先日、医師会で私が患者さんを紹介している医師からも言われました。「先生の所の患者さんはすぐに分かります」と。他院でも患者さんたちは気楽にしてしまっているようです。

（2020.11.20）

最近、精神科や心療内科に通院している患者さんがなかなか改善せず、当クリニックに来るケースが増えています。さまざまな診断名と処方された薬が書かれたノートを持って来ますが、診断名と薬の多さに驚きます。症状を訴えただけで、薬が増えるばかりのようです。病名の診断も大事ですが、患者さんも「自分がそうなんだ」と思い込んでしまい、その殻から抜け出せない人が多いです。患者さんが訴える症状は、その人のキャラクターの可能性が大きいのかもという例が多いと思います。私はむしろ症状の改善より、考え方や、生き方を話すことが多いです。健康外来を始めた当初から、医療従事者からは「健康外来は横倉教」と言われてしまうことが多かったです。先ず医師は患者さんの全てを受け入れて、元気にしてやれよ。

（2020.11.26）

先日、お茶の稽古で師匠が掛け軸に「無事」を掛け、「今年はどんな年でしたか」と、お弟子さんに聞いていました。私は「痛快な1年でした」と答えました。コロナ禍の4、5月は、受診した患者さんはいつもの5割に減少しました。そこで、思い切って「院長の独り言」を受診者全員に配布したところ、皆さんが私という人間を理解して、毎月楽しみにしてくれて、患者さんとの関係が、逆に大変密になりました。11月には受診者が、前年並みにようやく戻りました。さらに家元から茶名「宗風」を頂き、亭主までさせてもらいました。昨年、クリニックで始めた心療ヨガも実績を積み、いよいよ来年からは本格始動します。やはり今年は「痛快な無事でした」。

（2020.12.10）

昨日もお茶の稽古で、また笑われてしまいました。我ながら覚えが悪いやら、情けないやら。師匠は、教えるより他のお弟子さんと皆で楽しんでいるようです。まあ、私も師匠のおかげで、十分に甘えさせてもらっていますが。せめてクリニックでは尊敬されたいのですが、やはり患者さんにも笑われています。少しはうっとりするような憧れの茶人と医師として見てもらえるといいのですが。

（2021.2.24）

学会で以前に論文発表した健幸脳をつくる「快食療法」を、管理栄養士の女性に指導しています。20年前の当時は快食療法に目を付けたテレビ局が、約2カ月毎に取材に来て報道番組で放映していました。おかげで、北海道から沖縄まで、全国から患者さんが絶えませんでした。

でもある時から取材を受けるのを止めました。それは私が単なるダイエットドクターで一時的なブームで終わりたくなかったからです。3世代先、100年先の子どもたちの健幸を目指していたからです。

（2021.3.5）

毎年恒例の私の検診シーズンが始まりました。先ずは身体計測。身長172cm、体重61・7kg、体脂肪率11・7%。左右の筋肉バランス良好。血液検査では肝臓・腎臓機能正常。糖尿病無し。LDL・中性脂肪正常。各腫瘍マーカー正常範囲。やや貧血気味程度でした。来月から胃カメラ、大腸ファイバー、内臓MRIと続きます。そして私の身体はサロンの講師にヨガとマッサージで管理され、私は毎日のウォーキング出勤と肌の手入れと、週一度の鼻毛と耳毛と眉毛のカット、歯のホワイトニング、最近始めた爪磨き。7年続いている茶道による人格磨き。女房が「いっぱいやることがあるのね」と。密かにモテたいだけです。

（2021.3.24）

患者さんの多くが言います。「このクリニックは普通のクリニックらしくない」、「毎回、笑いたくて来ます」、「先生の本音トークが聞きたい」、「改めて自分を大切にしたくなりました」、「先生、長生きしてね」と。私は「ごく普通の当たり前のクリニックですよ。三田の片隅でひっそりと、細々と診療しています。宣伝もしていないので、皆さんだけが頼りです」と。ただ患者さんの、抱きしめたくなるような笑顔と色気が見たいだけです。

（2021.3.25）

50歳で希望に満ちてクリニックと健康外来サロンを開設し、1年後に現実に直面して挫折感におそわれ、運よくテレビでの放映でまた夢が膨らみました。しかし3年後に再びどん底となりました。ただただ自分の信念と志を貫くために全てを捨てて、誘惑にも負けず、「健康外来」をスタートさせ、10年後ようやく理想の世界に近づくことができました。ただ新型コロナウイルスの流行でまた少し足踏みが始まりましたが、気を引き締めて、もう一歩先に行くことにしました。

（2021.4.2）

1週間前に、私より一つ年下の女性が受診してきました。全身疼痛《とうつう》と不眠を訴えて、大学病院をはじめ都内のほとんどの基幹病院を受診していました。そのたびにいつも鎮痛剤と睡眠剤を処方されているそうです。でも、「良くなっていない」と訴えていました。浜松町に長年住んでいて、私が芝中のＯＢだと知ると「芝中を出た人はカッコ良くて品がありますね」と。それから私が「70歳を過ぎても色気が必要」と話しました。２週間後の来院予定が２日後に、また昨日は1週間後に来ました。「先生、今日は化粧を久し振りにして来ました」とマスクを外し、「洋服もカッコいいでしょう」と。「今度来る時は美容院に行ってから来るね」と。73歳の女性をクリニックの外来で色気づかせてしまったようです。横倉クリニックのいつもの変な会話。

（2021.5.29）

昨夜、ある大学院の学生が健康のテーマについて、話を聞きに来ました。「終末期の患者や長期入院の患者さんが、社会とどう繋がって幸福感が得られるか」というテーマでした。教授と大企業から与えられたテーマだったようです。私が最初に「病気も死も健幸の一部です。当たり前のことなのです。どう生きるかという美学があるかないかの問題だけです」と話したところ、相当ショックだったようです。やはり病気と健康を対比させる固定観念しかなかったようです。入院していることの肯定から始まっていない未熟な健康概念の枠に留まっています。そしてすぐにエビデンスを求めてきます。エビデンスを得にくいのが実は健幸科学なのに。何故なら、あなたの幸福度は数値では出ません。

（2021.6.4）

昨夜の健幸未来塾のテーマは禅語「吾心似秋月《わがこころしゅうげつににたり》」と故・日野原重明著『いのちの使いかた』より「いのちを使う喜びとは」でした。悟りにたどりついた心は、秋の月のように穏やかだと。自分が生かされている意味は何か。心に波を起こして波を自分でおさめた時、言葉では言い尽くせない世界が見える。そしていのちとは時間であり、限りがある。人間だけがいのちの使い方を考えることができると。塾生たちは波を起こし、いのちの使い方を考えだしています。いい世界です。

（2021.8.20）

一昨日の健幸未来塾のテーマは、故・日野原重明著『いのちの使いかた』より「いのちとは与えられた時間」。禅語「遠山《えんざん》無《む》限《げん》碧《へき》層々《そうそう》」でした。今あなたが持っている時間を使うこと、使うことができる時間がいのち。そしていのちを意識できるのは人間だけである。そして明日は分からないから今を大事に。今日も悔いなく生きただろうかと、いつも心に聞いてみる。今あなたはいのちを使っていますか。死は後ろから突然くることもあり、前からゆっくり来ることもあります。全ては今ですよ。

（2021.10.2）

いつも患者さんには「余《よ》が必要」と言ってきました。これは私の健幸脳理論からのものです。時間の余、生活リズムの余、仕事の余、人間関係の余、「余」が必要と。

特に時間の余は必要で、皆さんにそう話している私は、実は分刻みで生活しています。皆さんには「私は時間に追われないで、時間を使っています」と言ってきましたが、最近ようやく時間の無駄ほど有効なものはない、と思えるようになりました。どうやら自分の寿命にいのちが使えるようになってきたようです。

（2021.10.4）

昨年閉じられたISSEY MIYAKE for MENの後、新しいブランドが立ち上がりました。その案内のメールが時々送られてきますが、どうも購買意欲が湧きません。新作に色気がないのです。これからはどうやら私自身に色気をつけなさいと言われているようです。でも家族からは「また目立つカッコするの」と言われています。最近、私が生まれ変わったようだと無二の親友に話したら、74歳の私を「新生人」と呼んでくれました。新生人もこれから本当の色気です。

（2021.10.6）

今月から木曜日午後の診療を、後輩の女性医師に担当してもらうことにしました。今までとは少し違う雰囲気になるのではないかと期待しています。私も最近の新しい診療を見ることができるのが楽しみです。そして私も木曜日の午後に時間的余裕ができました。できるだけ自分のため、人のために、新生人としていのちを使っていきたいと思います。

（2021.10.7）

私は本来、薬を内服するのが嫌いです。自分の自然治癒力を信じてきましたが、ここ数年は症状が出ると、すぐに薬を内服します。早く治して元の身体に戻したいからです。患者さんには「薬は杖です。たとえば捻挫をした時に、杖があった方が日常生活が楽になります、でも杖では捻挫は治りません。それを治すのは貴方の自然治癒力です。努力です」。最後には自分の治癒力と、それを身に付けるための努力と免疫力のアップと、重要なのは魂です。ちなみに、家内も肝っ玉が据わった根性もちです。

（2021.10.28）

名前の恒雄から、キャレモジでは、「恒に自由に、恒に自然に吹く風の如く」と考え、雅号「恒風」を名乗り、茶道師匠の推挙により、表千家宗家から茶名「宗風」を頂きました。そして無二の親友が、茶道をする風のような医師として「茶風医（ドクター）」という肩書を私に付けました。そして癌を摘出し、新しいいのちが始まったと話したところ「新生人」と言ってくれました。これこそ今の私の人生のいのちとなりました。これからは多くの「新生人」を誕生させていきたいです。

（2021.11.4）

昨日、日曜日の午後、癌ステージ4の無二の親友とステージ3の私と二人で、一客一亭の無風庵茶会をしました。彼は昨年、私が点てた一服のお茶で覚悟ができ、生き方が変わったと語ってくれました。そして昨日は二人で覚悟を語り、これからの生き方を語り、夢を語りました。二人とも自分たちが癌と日々闘っていることすら忘れていました。まさに二人とも新生人でした。

（2021.11.15）

抗癌剤治療も一応終了し、あとはCTスキャンの結果待ちです。周りの人たちは私が以前と変わらずに体力もあると思っていますが、実は入院中から退院後の診療をすぐに始めるために、カテーテル4本を点滴台にぶら下げて歩行訓練を朝夕1時間以上していました。退院後もエスカレーターを使わず、医師にまだ許可されていない時期からジムもヨガもしていました。

初めの頃は貧血のせいか息切れと動悸が起こり、そんな体力しかありませんでした。副作用防止のため薬やサプリメントを調整し、身体と闘っていました。ようやく体力も回復しだし、薬も減量しています。幸いだったのは、食欲と気力だけは病気前より充実していたことです。

（2021.12.11）

昨夜の健幸未来塾のテーマは禅語の「好雪片片不落別処《こうせつへんぺんべっしょにおちず》」と、故・日野原重明著『いのちの使いかた』より「天を見上げる魂のポーズ」でした。人生の喜びも悲しみも苦しみも、逃れられない死までも、今ある状況を全て受け止めて、今の「生」を大事にする。不幸としか思えない状況でも「希望」を失わないためにも、天を見上げる

「魂のポーズ」をとろう。「人生をイエス」と言えるように。

（2021.12.23）

最近、他のクリニックでは、外来予約ができるのが主流です。横倉クリニックでは、開院以来24年間、予約制ではありません。緊急の患者さん以外は、全てドアを開けた順番です。受診者が大臣だろうが、有名な方だろうが、知人だろうが、どんな方でも対等と考えています。茶室と同じです。単に薬だけ、注射だけを望む患者さんとの診察は、外来をこなしているだけで、真の医療ではないのでなかなか治りません。そして、受付に診察券を提出してしまうと再診料が発生してしまうので、横倉クリニックでは、診察券を提出しなければ、クリニックのサロンで音楽を聴いたり、本を読んだり、勉強したり、自由に無料でできます。これが、私の目指してきた健幸外来サロンです。

（2022.3.24）

昨日の健幸未来塾では、「幸福は目的ではなく結果です」と学び合いました。私も健幸外来では健幸は目的ではなく生きる手段だと言ってきました。人は裸で生まれ、そして裸で死んでいきます。余分なものは何もありません。だからこそ物足りないほど幸福感が得られます。そして自分なりの幸福感を持つこと。病気も健幸の一部ですから、たとえ病気があっても健幸は存在します。与えられてきた「いのち」を使いましょう。人は生まれてから「いのち」を持っていますから。

（2022.3.31）

新しいスタッフが入り、昔のクリニックと健幸外来サロンでしていたさまざまな事を思い出し、振り返っています。疲弊脳テスト、健幸脳テストも最近はしていませんでした。開院した頃は、一般には脳機能への関心は薄く、注目度が低かったので、いつのまにか中断していました。最近になり、あらゆる治療において脳が重要だと、ようやく気づかれてきました。20年以上前に学会で発表した肥満やストレス、更年期障害などの治療は、全て脳の治療になります。川の上流の脳をキレイにしないと、川の下流の浄水場での治療は単なる対症療法で終わり、再発を繰り返すだけです。私が始めた健幸（健康）外来サロンは早30年が過ぎました。

（2022.4.15）

人生には絶対に欠かせない人が家族以外にもいます。特に癌の宣告を受けてから、それを意識するようになりました。個と個でもなく、人と人でもなく、一体感を得られる人です。99人の人がその人を否定しても、肯定し続ける最後の一人でいたいです。昨日はそんな中の2人に会いました。私自身もそんな存在になっていたいです。私の進行癌はそんな私にしてくれました。

（2022.4.20）

「大変、大変」。FBの恐ろしさを知りました。以前に私が日本産婦人科学会認定医を、そろそろ返上しようかと思うと書いたら、患者さんは勘違いして、私が産婦人科を辞めてしまうと思ってしまいました。確かに患者さんは学会の認定医制度を知らないので、そう捉えられてしまったのも無理はありません。医療業界にまで、クリニックを閉めるらしいと噂が流れていました。生きている限り、死ぬまで産婦人科医で、クリニックをやっています。毎日美しい女性たちと会えるのだから、産婦人科は生涯辞められませんね。

（2022.6.10）

最近、身体が冷えてなんとなく皮膚がカスカスするような感じがして、検温すると36・4℃位なのです。一方、急に体が熱くなりポッポすることもあります。季節のせいなのか、年のせいなのか。そして家内とは全く正反対で、彼女は暑がりで、私が寒がりで、空調と風呂の温度が合いません。ほぼ毎日サウナに入るので少し水分が足りないせいかもしれません。運動で身体を動かすと身体は熱くなり調子が良くなります。どうなっているのかさっぱりわかりません。恋かも。

（2022.6.11）

週末はヨガをし、ジムでトレーニングをし、本の「はじめに」を書き始め、犬の散歩をし、毎週恒例の家族との外食をし、洋服を少し買い、ごく普通の日常の中に心が落ち着きました。今週も大好きな女性たちとの会話で、ワクワクしながら一週間が始まりました。

（2022.6.20）

昨日、家内とデパートのレストランへ食事に向かう途中で、「健康の庭」というコーナーがあり、血管年齢を測定してみました。結果は10歳若い65歳と出ました。さらにストレスはなし、ストレス対応能力も最高と出ていました。息子が「去年、癌の手術をしたのに、なにもストレスがないんだ」。家内が「あるわけないでしょ」。私が「ありますよ」と。二人とも「ない、ない」と。やはり真実を読まれている。

（2022.6.27）

術後2週間、肺のレントゲンを撮影したところ、切除した肺はきれいに戻っていました。肺も縮まらずに元通りに膨らんでいました。主治医から太鼓判を押されました。

術後1日目のICUのベッドで、「腹筋と背筋と骨盤筋のトレーニングをした」と話したら、主治医は驚いていました。人間の回復力は素晴らしいものです。医療はそれを手助けするだけです。でも最も大切なのは生きようとする意志です。さてと、死ぬまでの人生と、死んだ時と、その後の世界でもデートが楽しめそうです。

（2022.7.22）

肺転移癌を摘出して3週間たち、体力も回復し、昨日は体脂肪を測定したところ、体重は変化なしでしたが、体脂肪率が8・9％から7・5％に減少していました。そして今後の治療方針を主治医から提示され、抗癌剤投与ではなく免疫療法に切り替えるそうです。これ、副作用もなくコロナや他の感染症にも良さそうです。あとはいつものプラセンタ注射、茶道、心療ヨガチューニングとヨガトレーニングで免疫力アップです。極めつきはやはり美味しい食事とデートです。カード決済だけ気をつけます。

（2022.7.27）

今朝も涼しい朝です。犬の散歩でも元気に歩いてきました。クリニックの花も生気を取り戻しています。私も今週末は予定がないので、少しのんびりします。立秋とはいえ、まだまだ暑い日がやってきます。災害にあった人たちのことを想うと、本当にこれでいいのかと、自分の今の普通の生活が如何《いか》に最高なのかと、改めて思わざるを得ないです。出版の準備も着々と進んでいますが、元々のボリュームが多いので相当苦労しているようです。頑張ってくれています。

（2022.8.6）

クリニックで始まった心療ヨガチューニングが、患者さんたちに満足していただき、受診者が満員になるようになりました。講師は心療ヨガをいよいよハワイで展開します。けれども日本では新しいことが認知されづらいです。自分たちのテリトリーの枠に縛られ、良いものは良いとする勇気に欠けているようです。私が日本初の健康外来を始めた時も、なかなか認知されず、そんな中で認めてくれたのが故・日野原重明先生でした。最初の出会いのインスピレーションこそ、その人の生き様に左右されます。

（2022.8.18）

1年前に腎盂癌ステージ3で左腎、左尿管、膀胱の一部を摘出し、それから私の新たないのちが生まれ、本当の健幸人生が始まりました。もちろん身体と闘い、なんとか体力は維持しています。一方、心の充実感は手術前の人生に比べ一段と高揚し、こんな人生があるものだと日々満足感と希望が湧いてきます。これも人と人、そして人の間の人間として、人生とは本当にいいものだと感じます。

（2022.8.24）

骨盤痛で色々マッサージをしてもらい、念のため整形外科も受診し、MR検査をしましたが、結局は加齢による変化以外は何もありませんでした。これでまた一つクリアして、思いっ切り運動もできます。元、勤務していた病院に通院していると、昔一緒に働いていた人によく会います。意外と病気で治療通院している人が多く、でも私のように癌を公表している人が少ないです。これもその人の生き方です。

（2022.8.26）

先日、私の動画を撮ったところ、私の声が聞きづらい。家内は「昔は声が大きくて、よく通る声だったのに。やはり年なのよ」。息子まで「俺も年を取ったら、そんなになっちゃうのかなあ」。これはまずい。患者さんも私がしゃべっている声が聞きづらいのかも。ヨッシャ、今からボイストレーニングを始めよう。

（2022.8.25）

30年前、勤務していた病院の健康外来主催の健康セミナーで、私の同級生でもある寺の住職に、「死」について講演してもらったことがあります。その頃はまだ病院では「死」という言葉自体がタブーでした。彼はその時に、「坊主は死んだ人に〝貴方は死にました〟と宣告する役目がある」と話しました。産科の医師である私には、「生まれた子に〝貴方はこの世に誕生した〟と宣告して欲しい」と言っていました。昨日、久し振りに彼に連絡したところ、彼も10年前に癌で手術して、現在は特に異常ないようでした。ただ他の同級生の中には癌で亡くなった人もいました。

（2022.9.2）

若い時にハツラツとしていた人たちと70歳を過ぎて会うと、面影が無くなっていてがっかりすることが多いです。何が原因か。脳の問題みたいです。人が生きる本能、食欲、睡眠欲、性欲、母性、父性、闘争本能こそハツラツの原点です。本能が最も発揮できるのは、良寛さんのように70歳でした恋です。茶道に恋し、仕事に恋し、オシャレに恋し、ウォーキングに恋し、ヨガに恋し、美しい女性に恋し、一番恋をしていたのは自分にでした。

（2022.9.8）

最近よく見かけるのが、「元○○」、「元△△」です。現役を引退したなら、もう肩書きはいらないんじゃないかと、つい思ってしまいます。肩書が無いと何もないのか。役職を辞めてまだ、尊敬されたいのか、威圧したいのか。むしろその人の生き方に哀れさを覚えてしまいます。私の肩書は無二の親友が付けてくれました「茶風医」（茶道をする風のような医師）です。生涯死ぬまで現役ですから。デートも恋も。

（2022.9.15）

骨盤から大腿骨頭辺りが2カ月ぐらい前から痛み、マッサージには4カ所通い、整形外科では転移まで心配してMR検査をしました。皆さん言うことが色々でした。骨盤の筋肉が弛緩して骨盤が開いている、骨盤の筋肉が硬くなっている、年齢的変化だけとか。最後にいつも診てもらう女優の沢口靖子似の医師に「先生、異常なし、ちょっとお尻の筋肉が薄いです」とお尻を触られたので、「先生にお尻を触られた」、「横倉先生なら何度でもさすりますよ」、「先生にさすってもらいたくなったら、また来ます」と。最高の医療とはこれです。年をとっても挑戦です。女性医師にまでも。

（2022.9.24）

昨日の休診日は午前中から茶道の稽古に行き、午後はいつもマッサージをしてもらっている大好きな女性に全身くまなくマッサージをしてもらい、クリニックに寄って原稿のチェック。茶道の師匠に原稿依頼の電話をしたところ、家族で田町に向かっていると。では待ち合わせて食事でもと思い、イタリアンレストランで夕食。日に2回も師匠と会うなんて。私と師匠夫婦と3歳と5歳の女の子で何皿のピザとスパゲッティが運ばれてきたのやら。最後はカツで締めました。やはりエネルギーの源は、食欲と貪欲でした。

（2022.9.28）

3カ月前に癌の肺転移のため手術し、先日、CTスキャン検査をしたところ、現在は転移巣が見られず、昨日から癌で抑止されている免疫力をアップするために、免疫療法を始めました。外来で点滴を始めると睡魔に襲われ、結局、点滴している間、1時間寝てしまいました。これ、もしかしたら私がよくしゃべるので眠らされたのかと思いきや、この薬は眠気を起こすらしいです。これで免疫力アップしたら新型コロナウイルス対策にも良さそう。デートももっとできそうかもと思いつつ、うつらうつらしていました。

（2022.9.30）

今日も冷たい雨の日になりました。先日、頭髪カットを1㎜から2㎜にしたのですが、今朝の風は冷たくて帽子をかぶりたくなりました。こんな日は来院者も少ないので雑用と机の上の整理ができます。雨の日に来る患者さんはポイント制にして3倍5倍ポイントにしたいですが、保険診療ではそんなことすらできません。早朝割引とか、患者さんも喜ぶのに。

（2022.10.7）

6年位前に、星野リゾートに医師やスパ専門家たちが5、6人集められ、星野リゾートの新しいスパ概念を創ることになりました。5回くらい討論を重ね、私の脳科学を基本とした健幸概念が採用され、それをもとに「星のや竹富島」で「島時間」というプログラムが出来上がりました。今回その評価とアドバイスを求められて竹富島に行ってきました。無二の親友を誘い、おかげで最高の人生の見つけ方の旅になりました。そして「星のや竹富島」はサービスでもプログラムでもなく、人の魂を刺激するアートだとさらに提案してきました。最高の人生の見つけ方の旅は、今を生きること。そして生きているいのちを使うことを見つけました。まさに昨年、私が癌になってからの人生でした。

（2022.10.12）

最近なんとなくザワザワしていた気分が、ようやく少し落ち着きました。来年に向けた戦略の見通しが立ってきたせいかもしれません。75歳の癌ステージの人生を考えていたこともあり、過去の人生も改めて振り返っていました。やはり秋の季節はセンチメンタルになります。でも先日、30年後の105歳までのデートの約束をさせられました。こりゃ、肝っ玉を据えて約束を守らねばならなくなりました。二人でハワイ旅行するのが私の夢です。

（2022.10.19）

昨年の今頃は、抗癌剤治療をしていました。入院中は食欲がわかず、てっきり抗癌剤の副作用と思っていましたが、退院日に行きつけのレストランに寄って、ランチを完食してしまいました。食欲不振は薬の副作用ではなく病院食が原因でした。今は転移も無く免疫療法をしています。昨年の抗癌剤投与中は、よく看護師さんと楽しい会話をしていました。今も相変わらずよく喋る私が患者なので、投与中は眠らされているのではないかと思うくらい1時間しっかり寝てしまいます。どうやら制吐剤で眠くなるようです。せっかく美人の看護師さんと喋れる時間だったのに、副作用に邪魔されています。

（2022.10.21）

昨日の日曜日は、午前中に大好きな女性から突然ＬＩＮＥが入り、急遽ランチデートになりました。その後は二人で日本女性ウェルネスビーイング学会に参加。そこでも美しい女性たちと知り合い、早速忘年会をすることになりました。学会後は他の女性とホテルディナーを食べて満腹になりました。学会のテーマは女性の権利と健幸で、参加者からさまざまな活動報告がなされていました。私が気づいたことは、先ず第一に、私のように女性にめっぽう弱い男性を創ることだと確信しました。私には美しい女性たちがお目付け役にいてくれます。三田でデートしていると、案の定、患者さんにまたまた出会ってしまいました。昨日も最高の休日でした。

（2022.10.24）

健幸外来サロン

心療ヨガ

心と体のチューニング体の悩みを改善し脳を活性化します

講師　MAYUMIさん

横倉クリニックで心療ヨガを担当していますMAYUMIです。

日本で初めて、医療の導線上にてヨガのエッセンスが入っている施術を行わせていただいております。

心療ヨガでは、医療では手が届きにくい、体へのお悩みを改善いたします。

肩こり、腰痛、関節や筋肉の痛みのような、整形外科等に足を運んでも異常無し診断される人、薬の処方のみでは改善しないお悩み、更年期や女性特有の体のお悩みをもつ人に対して、横倉クリニックでは15分間ほど施術やセッションを行っております。

また、この施術は脳への良い刺激を生みだします。五感を刺激することで、脳を活性化します。触れることや施術を行うことで知覚を与えて脳がそれを理解する事が改善に繋がります。

横倉先生が提唱しておられます、脳が疲弊脳状態ではなく、健幸脳状態になる施術が心療ヨガです。

横倉クリニックでは、患者さんが少しでもこの健幸脳へと改善するように心療ヨガを取り入れ、施術を行うことで高い効果を実証しています。

この健康科学のメソッドが医療に足りな

い部分を補い、より良い治療や療法が提供できます。

お互いが相乗効果となり、患者さんが悩まない、健康な生活をサポートいたします。

今後もオンラインサロンやクリニックでの対面セッションを拡大し、より多くの方々へ横倉先生の健康の秘訣を広めて行きたいと思います。

また、ハワイ展開への挑戦もこの心療ヨガを広めるための一歩となります。

日本の医療制度はとても優秀で海外からも賞賛されています。しかしその一方でセルフケア離れが起こっていることも事実です。アメリカは保険が高額で厳しいため、セルフケアを個人がしっかり心がけて、健康への意識が高く、個人差はもちろんありますが日常で実践されています。

この海外のニュアンスも含めて、心療ヨガのメソッドを通じたセルフケアを日常へと浸透させていくことを、海外から発信し、日本の方へ逆輸入の形で広めていくことをハワイで行います。オンラインサロンやSNS、イベントを通じてこのメソッドを多くの方に知っていただけるよう奮闘して参ります。

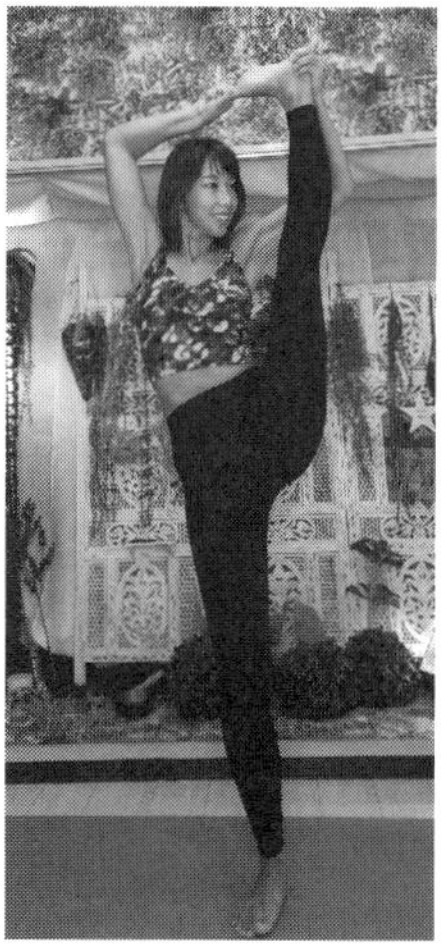

ヨガのポーズでもチャレンジポーズになるI字バランスのポーズです。エカパーダ・ヴリクシャーサナ（片足の木のポーズ）は大地をしっかりと踏み締め根を張り、どんな困難にも耐えうる力強い土台を練習できます。

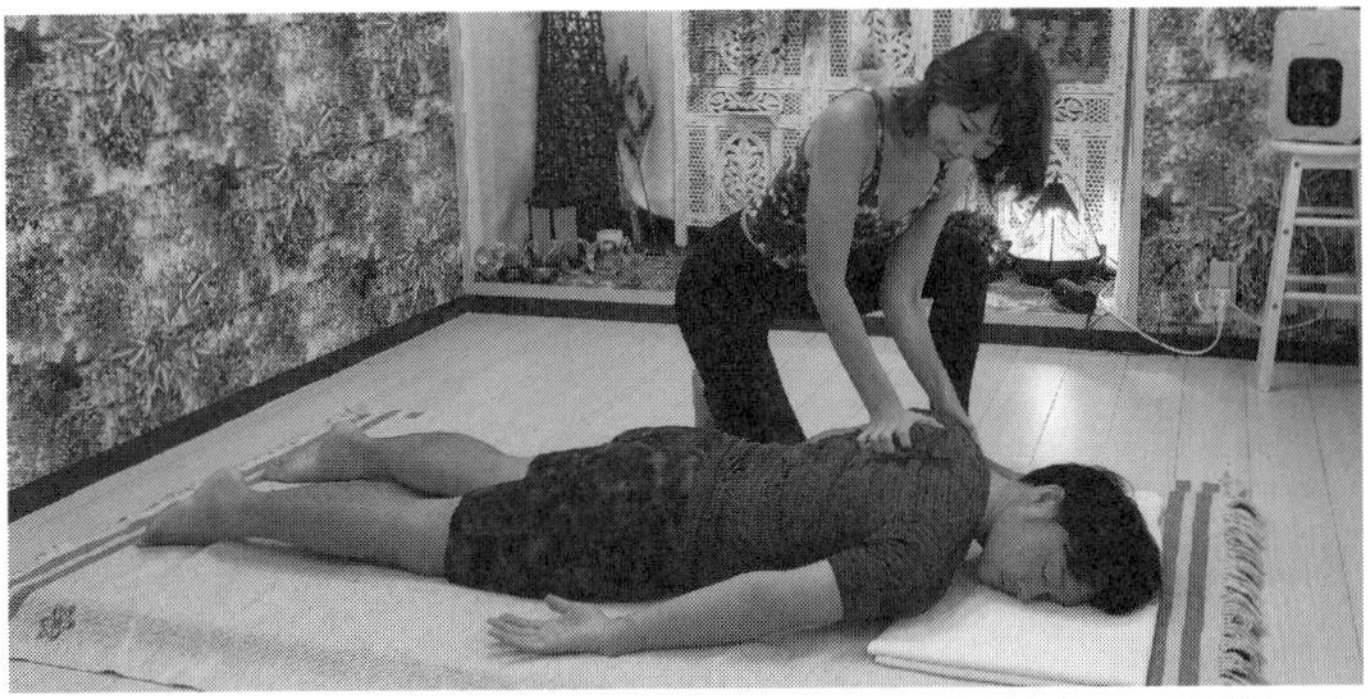

肩甲骨を剥がしている施術中です。完全に脱力をしてもらっている状態から、ダイナミックに肩甲骨を稼働させ、張り付いている部分を剥離していきます。

日時	毎月第2、4金曜日　15時30分～18時
内容	診察前に15分間の心療ヨガセッション。現在、心療ヨガ第1期生クリニックスタッフ内山えりこが担当
参加費	15分1500円
申込み	事前に受付または電話予約・当日受付にても可

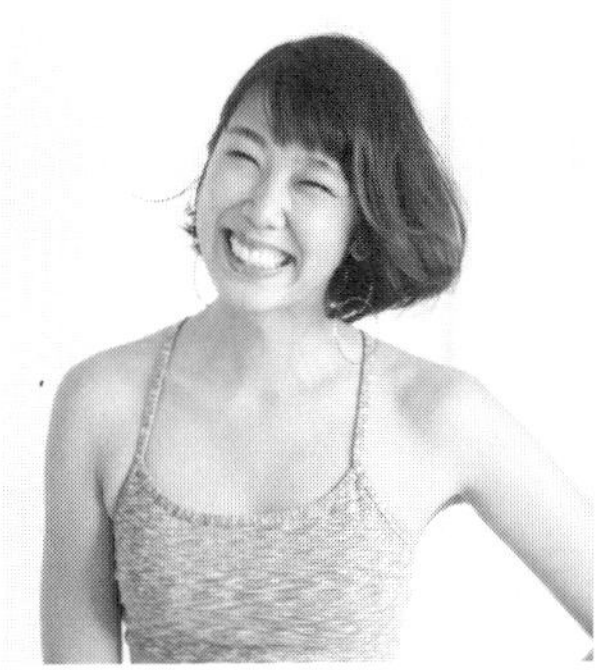

MAYUMI（まゆみ）
SGYOGAスタジオ主催
心療ヨガマスターセラピスト

夫婦でヨガスクール（SGyoga school）を経営し、ヨガインストラクターを育成中。

2019年から医療とヨガの新しい形を実現。横倉クリニックにてオリジナルの施術（心療ヨガ施術）を患者さんへ1人15分行うことにより、長年の悩みや、改善されなかった体の悩みが解消されるなど、多くの支持を得て、体感療法治療の一環となっている。

2020年、医師も認めるヨガ講師として、4月から横倉先生とタッグを組み、心療ヨガインストラクター講座がスタート。院長先生の五感療法の考え方と、クリニックで行っているMAYUMIのオリジナル施術を伝授し、医療とヨガの新しい形の拡大に向け取り組み中。

◎全米ヨガアライアンスRYT200
◎タイ古式ヨガマッサージセラピスト
◎ホネナビ認定インストラクター
◎骨盤調整セラピスト
https://sgyogaschool.jimdofree.com/

第四章

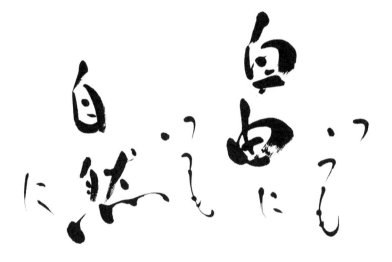

いつも自由に　いつも自然に

私は幼い頃からヤンチャで甘えん坊で、小さい頃は父親から「嘘と我がまま」以外は厳しく叱られた記憶がありません。幼くても両親は私を一人前として扱ってくれました。母親からも注意された記憶がほとんどありません。その一方で自分のしたことは必ず責任をとるように言われていました。おかげで未だにいつも自由に、いつも自然に生きています。

人を癒すことは、自分自身が癒されることになります。自らエネルギーを出すことは、さらに高次のエネルギーをもらうことになります。人の健康づくりがそうです。

（1998.9.29）

人生50年、60年過ぎると人は疲れてきます。その人たちを見ると、あまりに周りに気を遣いすぎています。そして自分を好い人にしてしまっています。もうそろそろ自分を裸にして、さらけ出していい年なのです。

（1999.6.26）

来月でクリニックの賃貸も2年になります。開業を決意するにも機が必要でした。今も時々機を待ちます。機が熟さないと空回りしてしまいます。機が熟すまでは結構ストレスになりますが、その間に準備をし、機が熟した時は走ります。走り出すと想像以上に進むものです。そう言えば昔、試験は一夜漬けでした。

（2000.3.16）

昨日、ある女性から「先生はいつからオシャレになったのですか」と聞かれ、「多分、幼稚園の頃から」と答えました。祖母と母親のDNAを受け継いで、2人が着物や洋服について話しているのを聞いていて楽しかったです。

父親は「男の癖にそんなことばかり考えていて」と言っていましたが、本人はオシャレをしたかったらしいです。でもセンスが今ひとつで〝ダサイ〟でした。姉はオシャレに全く興味が無く、なんでも良かったみたいです。ただ私に比べ、学業成績は相当優秀でした。

（2018.11.15）

35歳から水泳を始め、次第にエスカレートしてマシントレーニングを始め、さらにフリーウェイトトレーニングとなり、筋肉増強と筋力アップに努め、70歳を過ぎてからファンクショナルトレーニングに切り替え、72歳で本格的にヨガを始め、一体何歳まで肉体改造するのやら。その間、ヨットに乗り、60歳でキャレモジ書を始め、66歳で茶道にのめりこみ、一体いつまで好きなことをするのやら。3歳からオシャレに目覚め、一体いつまで着道楽が続くのやら。開いた口が塞《ふさ》がらない。ただただ粋でモテタイだけなのに。

（2019.11.27）

先月は1カ月間で25日もスポーツジムに行ったにもかかわらず、今月に入ってまだ一度もジムに行っていません。医師会の会合が2晩あり、でも楽しい充実したデートも2晩ありました。もう短くなってきた人生の夜は、毎晩楽しく過ごしたいです。デートも運動も大好き！　エヘヘヘヘ。

（2019.12.6）

昨日は、午前中クリニックで日本初の「心療ヨガチューニング」を患者さんとして受けて、午前中から身体が軽くなりました。午後は、知人の古美術商に東京美術倶楽部で開催されている展示即売会に案内をしてもらいました。目の肥やしと値踏みの勉強になるからと言ってピンきりの茶器を見てきました。お金が無いのが助かりました。大量の美術品に酔ってしまったので、ジムに寄り有酸素運動で汗をかいて、夕食は家族とレストランで食事し、最後は美容院で２㎜のカットをして帰宅しました。やりたいことばかりの休日でした。

（2019.12.9）

暖かい立春の朝、一番に春風を感じたくて、薄手のコートにしました。帽子もスカーフも靴もブルーに統一して、春風をコートに入れ、飛びたくなりました。実は、昨夜は突然、私の人生を振り返り、女房に相当苦労の連続をさせてしまったことを思い出し、反省の夜を過ごしました。豆まきをしたせいか、鬼が内に来たようです。鬼も仲間に入れて、これからは、風になり、自由に吹いた後を見ながら反省したいと思います。

（2019.2.4）

クリニックの日めくりカレンダーの今日の標語は、「異性を意識する日」です。今朝の電車で偶然にも私と同年代の夫婦が乗っていましたが、奥さんはまあまあのカジュアルの服装にもかかわらず、旦那様は色気もそっけもない無難なカジュアルでした。私の同級生の日本画家は「異性を意識しないと粋が生まれない」と言っていました。私の今朝の服装は、女房に負けないように、今年買ったコートとパンツと帽子と手袋と眼鏡です。もちろん値段は内緒です。

（2019.2.23）

お彼岸は煩悩の多いこの世から、菩薩様のように心を動揺させずにご先祖様と彼岸（あの世）に行けるように身を清める日だそうです。昨日は冬のコートを仕舞い、春のコートを出し、和服を整理しました。1年365日、これから10年3650日もオシャレをしたいと思いました。そして昨日は南風が吹きまくり、今日は北風に変わります。世の中に新しい季節がやってきます。私「恒風」もいつも自由にいつも自然に新しい季節の中で、恒に風の如く吹き捲《ま》くりたいと思っています。

（2019.3.22）

学生時代からあまり考えずに行動を起こし、あまり後悔もせずにここまで来てしまいました。今考えると悔やまれることが多く、あの時こうしておけば良かった、もっと気を遣ってあげれば良かったとか。まあそれも運命なのでしょう。自分を信じてきて、これからも同じでしょう。だから痛快です。

（2019.3.27）

いよいよ春本番。桜が満開で感動。今日は南風で感動。息子の記事が週刊誌に載って感動。女房が5月の友人との旅行決定で感動。ベランダの花がいっぱい咲いて感動。私も先週、ユニクロで買った新しいパンツを今朝からクリニックではいて感動。人が集って来て感動。昨日、忘れていた高額の請求書が突然届いて、感動がショックに変わりました。開き直ってヤルーーーー。

（2019.4.5）

令和元年、GW明けの今日から診療開始です。GW8日間のうち7日はジムに通い、ヨットに乗って潮風を吸い込み、濃茶の稽古も落ち着いてでき、陶器の美術展にも行き、6月からの健幸外来サロンの新メニューを決め、美味しいものを食べ、茶道の本を読み、ユニクロとZARA《ザラ》で夏物を買い込み、心身ともにエネルギーが充満しました。いよいよ恒風キャラの開演です。

（2019.5.6）

最近スポーツジムで女性たちがレギンスをはいているので、私も試してみました。するとで暖かく、下半身が締まり、なかなかはき心地もよいです。医学的にみても血栓症の予防になりそうです。特に有酸素運動には効果的のようで、見た目もよいです。ただ若い女性の脚が見られず、残念ですが、年寄りの貧弱な足は見えないのもよいです。

（2019.5.20）

高齢者の自動車事故が問題になって、免許証の自主返納が勧められていますが、私は70歳を前に返納しました。しかも大学卒業以来、自動車通勤だったのを、25年前の46歳で自動車を売って、運転をやめてしまいました。やはり交通事故が怖くなったせいですが、今更高齢者の自主返納を勧める社会は時代遅れです。今私が免許証を持っていたら女房と息子は「絶対、あおり運転をする方のタイプだものね」と。そう、運転は結構荒い方でした。我ながら先見の明があり、自分を知っていました。おかげで檻《おり》の中に入らずにいます。

（2019.6.8）

昨日は研究会で手帳とメモのセミナーをしました。参加者がそれぞれ自分なりに、手帳にメモを取っているのには感心しました。スケジュールだけではなく、ひらめきや目的、思いを書き留めていました。私は小学校の遠足でメモを取るように強制されて以来メモ嫌いになり、今はスマホでスケジュールを入れているだけです。最近、忘れ物が多く、女房には「メモしたら」と言われていますが、自分の書いた字が読めません。私のメモは開院以来の「今朝の院長の独り言」です。

（2019.6.13）

70歳を2年半過ぎると、なんでもしておかないと損をしたように感じることがあります。欲しいものも買っておかないと、あと何年使えるのかと考えてしまいます。義理ではなく本心で人と付き合わないと、時間を無駄にしたと思います。先日、飛行機の機内で見た映画の『最高の人生の見つけ方』は、どうやら私にメッセージをくれたようです。自分の人生の価値を見つけるためにも旅行は良さそうです。実はもう次の計画を始めています。エヘヘヘへ。

（2019.10.26）

昨夜は、先日講演を聴いた漢方療法専門の女性医師と食事をしました。講演を聴き、私が直ぐに製薬会社を通して食事に誘いました。そして私の勘が当たり、素晴らしい感性を持った女性医師で、時間を忘れるほど話が弾みました。私が製薬会社に頼んで女性医師をお誘いしたので製薬会社も同席しました。通常はありえないのですが、昨日は私が食事代を全額支払いました。またまた私の道楽が始まりました。

（2019.10.31）

昨日は、大好きな女性2人と2回目の芝浦ランチデート。気の合う3人は会った瞬間に、言葉もいらないぐらいの空気感。潮風が入るレストランで青空を見ながら、3人とも食欲旺盛。ランチ後は人通りの少ない海岸通りを、マスクもせずに潮風をいっぱい吸い込んで、超絶景な穴場デートスポットの公園に辿り着きました。やはり潮風とデートは最高。

（2020.6.8）

12日ぶりに出勤。いつもと変わらない乗客といつもの電車に乗り、クリニックの看板をいつものように出し、クリニックの電気をいつものように点けました。変わったのは私。これからは着たい洋服を着て、食べたいものを食べ、好きな人と話し、好きな人の手を握り、好きな人を抱きしめ。……ちょっと待った。お前、変わっていない。いや変わった。好きな人に手を握られ、好きな人に抱きしめられ、全ての人に寄り添い、いつも「ありがとう」と言い、いつも自由に、いつも自然に吹く風になり、やはり変わっていない。いや変わったのです。

（2021.9.3）

クリニックのスタッフ交代の混乱もようやく落ち着きを取り戻してきました。こんな時こそ気の合う女性とのデートのほかに、静かな茶室で釜の湯が滾《たぎ》る音を聞き、柄杓《ひしゃく》で湯を注ぐ音、茶筅《ちゃせん》でお茶を点てる音。亭主が一服の茶を正客に差し出すと、時が止まる一瞬の空気の心地よさ。まさに亭主と正客、医師と患者、デート。これこそがいのちの実感です。

（2022.2.16）

今日は私が理事長を務める日本箸道協会で、箸の扱い方、和食の食べ方の研修会を銀座木挽町の料亭で開きます。日本人として箸の扱い方、和食の食べ方がきれいにできない方が多く、茶道の茶事でも最初に出される懐石料理を食べるのにも、茶道以前に、日本人として当たり前のことができない方を見かけることがよくあります。実はさらに料亭の品格までが分かってしまいます。昔は当たり前に家庭で躾けられて身に付いていたことなのですが。

（2020.9.19）

夏の暑さで中止にしていた高輪ゲートウェイ駅からの30分のウォーキング出勤を、今朝は涼しいので再開しました。クリニックに着くと、やはり調子よく骨盤が楽です。昨夜、女房と久し振りに行ったレストランで「先生、若返っている」と言われ、すぐに鏡を見て確認したところ、女房が「リップサービスよ」と。いやいやGUの店員にも「うまく着こなしている」と。以前から「アンチエイジング概念」は私の健幸概念から大反対で、私は「ナイスエイジング」を主張して来ました。昨日から首の筋力アップトレーニングを再開しました。「やっちゃえ、恒風」。モテるぞ。

（2020.9.23）

今朝の北風は冬をようやく感じさせてくれ、完全防寒の服を着て歩いて、頬に当たる風はむしろ心地よいです。私の思春期時代、まだあまり知られていなかった憧れの吉永小百合の「寒い朝」の歌を思い出しました。その頃に私も初恋をし、ラブレターを書き、その女性とは数年後には交際もして、72歳の今でも仲良しです。

（2020.2.7）

ショック。私が30年以上愛していたブランドISSEY MIYAKE for MENが11月で終了します。きっかけは、患者さんがISSEY MIYAKEのデザイナーで、ＨａＴの手縫いのブラウスを2着プレゼントしてくれたことでした。それ以来は、他のブランドを一切買わなくなりました。昨日は最後だと思い、またまたコート2着とパンツを１本買ってしまいました。これから何を買ったらよいのでしょう。まあ10年位は持ちそうですが。そう、いよいよ和服が主流になるかもしれないです。

（2020.9.2）

今夜はオシャレな女性たちが集まる食事会があるので、今朝は今年で終わるISSEY MIYAKEの最新作のコート、ブラウス、パンツを初めて着て行きました。値札は女房に見つからないように引き出しに仕舞い込み、出掛ける時は女房の目を盗んで玄関に出ました。コートは茶と黒の不規則な柄で袖がたっぷりしたもので着ていても楽です。ブラウスは紺で刺しゅうのような柄です。パンツはブラウンで折り返しはブラウスに合わせて紺色です。靴も合わせてブラウンのブーツにしました。ブラウンの帽子だけは仕立てがまだ間に合いませんでした。オシャレは幼稚園時代から大好きです。

2年前、クリニック開院20周年の会で私が書いた案内状のドレスコードは粋と艶《つや》、禁止コードは「仕事の話」でした。参加者の方々は着るものに相当悩んだようです。粋と艶は色気でもなく、心地良さと意気を感じます。色気は欲情をそそります。東京では粋を「いき」と読みますが、京都では「すい」と読むのだそうです。野暮は見たくもなく聞きたくもありません。おかげで素晴らしい会となりました。ただ最近の会では野暮が目立ちます。

（2020.10.24）

（2020.10.26）

さて、今日からいつものように診療が始まります。ただちょっと違うのは、年のはじめの思いが強く、今年はどんなことになろうが、どんなことを言われようが、思いっきりバカをしたくなりました。そして思いっきりいい男になりたいです。

（2021.1.6）

若い頃から私は自分の心身の不調に意外と神経質で、何でもすぐに治そうとしていました。疲れればすぐに回復させ、ベストコンディションにしていました。40歳後半で老眼が出れば見にくさを我慢せずに老眼鏡を作りました。痔で出血していれば、医師は早いと言っても、直ぐに手術をしてもらい、その後は快適な日々でした。白内障も60歳前半で直ぐに手術をしてもらい、眼鏡のオシャレもできました。要は心身に対して我慢できず臆病で、毎年全身のチェックもしています。おかげで快適な毎日です。

（2021.1.21）

久し振りの雨出勤。空気感が全く違います。ロングコートを着たところ、息子が「これから寒くなるよ、薄いんじゃない」、女房が「高いコートは薄くても暖かいの」、「これ特別なものが中に入っていてダウンより暖かいんだ」、やはりバレている。クリニックでは梅が2輪咲き、春も間近。でもまだまだ世の中、予測できない冷たい風が吹いています。日々一生懸命楽しんで生き抜かないと。

（2021.1.23）

昨年秋で私が30年愛着していたISSEY MIYAKEのブランドが無くなるというので、コートを2着買ったところ、最後に店員が「今度のはISSEY MIYAKEの最後のデザインのコートです」と。「着てみるよ、これ買うから」、「この帽子はコートに合わせた帽子です」、「これも買う」と。今朝その帽子とコートを着て来ました。3着は私の一生ものになりました。あと何年カッコ良く着られるでしょうか。

（2021.3.6）

私のこれからの健幸を心配して、昨日は知人の女性から美容と健幸に良い品物を紹介されました。面白いものばかりで、早速試すことにしました。そして昨日、身体に良い下着とシーツが、やはり女性の紹介で届きました。昨日から試してみると、身体が温かく筋肉に優しそうです。私の周りの女性たちは私の肉体に興味があり、私の肌に触りたいようです。もしかして脱がされやすい下着かもしれません。私の人間革命を始めさせられたようです。これからの人生がますます楽しみです。女房に内緒で期待しちゃおう。

（2021.3.11）

大事な人に大事なものを届けるために、朝一番で郵便局に行きました。9時から開始と初めて知りました。ゆうパックに送り先を記入して窓口で渡しました。局員が「確かにお預かりしました」と。私は「信用していますから大丈夫です。早く届いてくれないかなあ。ラブレター」。「えーーーー、ラブレターですか」。今朝も楽しい郵便局でした。

（2021.3.17）

団塊の世代の最先端を走る私は、来月で74歳になります。以前あった腰痛や変形性膝関節症の痛みは医療では治らず、運よくマッサージやヨガで克服し、痛みは消失し、以前より良好です。最近は身体にかける金額も増え、洋服を買うことを考えれば、身体にかけています。身体に塗るクリームも何種類か使っています。確かに体調は絶好調に近く、肌まで潤って艶々です。私の身体の管理はマッサージやヨガに全て委《ゆだ》ねています。女房は「何が効いているのかわからないでしょう」と。

（2021.4.5）

最近、人から、私が多趣味だと言われますが、実は趣味を持ったのは14年前、60歳を機にキャレモジ書道を始めました。茶道を始めたのも7年前でした。唯一35歳から続いていたのはスポーツジム通いでした。ヨットも55歳の時に先輩に誘われて修理など手伝いながら乗せてもらい、費用は私の昼食代だけでした。実はお金が無くて趣味すらできない状態でした。でも診療が最大の趣味で、今でも面白くてしょうがありません。

（2021.4.26）

今日から74歳が始まり、先ずは何から始めるか。午前中はいつも通り日常の診療から、午後はインソールを入れたサンダルの仮合わせ。そして夜は待ち焦がれた女性と食事。日程が決まってから毎日ドキドキ、ワクワク、彼女の体調は大丈夫かしら。私も体調に気をつけて、一昨日から眉毛、耳毛、鼻毛をカットして、昨夜は歯のホワイトニング。

何を着たらよいのか思案し、黒と白の和紙のジャケットに決め、縞のライトグレーのパンツを合わせ、靴はハイカットの白のベアにしました。お前、まるで高校時代のデートみたい、馬鹿じゃないの。

（2021.5.15）

10代で純粋な熱い恋をした。20代で燃えるような熱い恋をした。大人になって控えめな熱い恋をした。60代で突然、天使が目の前に現れ、「何をしているのですか」、「茶道をしています」、「どんな茶道ですか」、「恋する茶会をしています。私、茶道に恋しています」。天使に惚れ込み「恋する茶会」に恋をした。私が憧れる良寛は70代で静かな熱い恋をした。今、どうやら乙女百合に恋をした。「命短し、恋せよ70代」。

（2021.6.10）

いつも行く六本木のレストランに、暮れの会の予約を入れたところ、シェフに「最近、来てないですね」と言われました。緊急事態宣言中は他の客がいないので、デートにはもってこいのレストランでした。家内にも「最近、会合や外食が少ないのね」と言われ「癌患者の老人は静かに暮らしています」と言ったところ、息子には「毎日、スポーツジムに行ったり、茶道の稽古をしたり、癌患者らしくひっそりとは暮らしていないね」と言われてしまいました。のんびり暮らしているつもりですがね。

（2021.11.10）

8月から11月に掛けて4回入院しました。8月は手術で3回は抗癌剤投与でした。8月、術後に、私が翌日から歩いていたのを医師も看護師さんも驚いていました。そして回診の度に私がよくしゃべるので、その日に私の担当になった看護師さんは楽しかったらしいです。そして私は1階ロビーを朝夕10周歩いていました。実は入院中はほとんどベッドには横になっていませんでした。病室のイスか病棟サロンで読書したり、原稿書きしたり、他の患者さんと話していました。新型コロナウイルス禍なのでもちろん面会謝絶です。でも密かに1階ロビーに面会に来てくれた女性が何人かいました。どこでもいつでも楽しい人生です。

（2021.11.25）

皆様に私が癌ステージ3とお知らせして、ご心配をおかけしてしまいました。左腎臓尿管膀胱の一部を摘出し術後経過はすこぶる順調に回復。1カ月毎の抗癌剤投与の副作用でも食欲旺盛、胃痛も無し。やや倦怠感が出たことがありましたが、30分位で回復。ヨガレッスンと茶道は続けています。血液検査では白血球減少と血小板減少がたまに見られ、痣《あざ》ができることがあります。人混みは感染予防のため、控えています。お誘いもまだありません。

（2021.11.26）

昨夜、医師会で大学病院の癌専門医師の講演がありました。先生が言うには「医者が言う癌患者の余命の当たる確率は36％」だそうです。私は主治医からステージ3は5年生存率が60％と宣告されました。それを聞いたクリニックのスタッフが「先生は5年たったら日本の男性の平均寿命の80歳と変わらないくらいになっていますから、50％ですよ。癌になっていても、なっていなくても、生存率は同じですよ」と言われました。すごく納得させられました。講演した大学の先生も笑っていました。

（2021.11.27）

昨夜は、私と同じ5月生まれの女性と7カ月遅れの誕生会を、ようやくできました。2人とも激動の半年間でした。そして彼女が言うには「先生の年74歳で、これだけデートをして、支えてくれる女性もいるし、毎日メッセージをやり取りしている女性もいるし、毎日祈ってくれる女性までいる男性は、先生位しかいません。同級生に聞いてみて。本当に羨ましい人生ね」。先日、私が死ぬ時の連絡先を改めて整理したところ、9割以上は女性でした。ある女性は「先生、私もリストに入れておいてね」。

（2021.12.2）

昨日は、私の部屋の畳を新しくしました。今度の畳は15年もつそうです。えーーー。私89歳になっていますす。畳と私とどっちの寿命が長いのか。そして昨日はCTスキャン検査をして、転移が見つかりませんでした。これで一応癌治療はひと段落です。ではもう最高の殺し文句「人生の最後の思い出を二人でつくりたい」と言えない。では「新しい人生の思い出を二人で築いて生きたい」これに変更することにします。

（2021.12.22）

昨日、知人のお父さんが亡くなったと連絡が来ました。苦しまずに息をスーッとひきとったようです。人の死に方には人の生き様が表れてくるようです。先日、私の知人からも「知り合いの男性が、女性に膝枕をしてもらいながら、スーッと呼吸が止まり、静かに亡くなっていた」と言っていました。それ、男性として最高の粋な死に方ですよ。私も一瞬、誰の膝枕で死にたいか、思い浮かべてしまいました。さてと、誰にしてもらおうか。楽しみになってきました。今から練習しておかないと。「せくな騒ぐな天下のことは、しばし美人の膝枕」、若い時にこんな歌を歌ってました。

（2022.4.15）

家内が「テレビが古くなってきた」と言うだけで、「買った方がいい」とは言わないのですが、早速、私は気を利かせて昨日テレビを見に行きました。最近のテレビは画像が綺麗で音響効果も素晴らしいです。家内はニュース番組しか見ないですが、私は家内が風呂に入っている間だけ、そっとBSを見たりしています。私も今は洋服の購買意欲が湧かないので、どうやらコート1着分くらいでテレビが買えそうです。一生懸命に家内の気持ちを察して行動しています。

（2022.5.2）

暦通りにGWの休日が終わり、今日から通常診療が始まります。今週5日間、外食が4日、そのうち3日は家内と夕食を食べに行きました。まあよく食べ、カードを使った食欲のGWでした。食欲は生きるものの最低限、最大限の本能です。腹を満たせば、腹も立たず、先ずは何があっても腹ごしらえからでした。

（2022.5.6）

今月は誕生月でもあり、すでに延べ12日も外食です。体重は1kg減少して、体脂肪率は11・3%でした。体幹のバランスも良く、筋肉量も十分でした。最近、少しお腹もへこんできました。やはり快食療法の効果がてきめんです。一緒に食べてくれる人も喜んで感激してくれるので、楽しい会話と食事を毎回させてもらっています。

（2022.5.18）

「今朝の院長の独り言」は、開院以来24年間、毎朝クリニックに着くと朝一番に書いています。新型コロナウイルス流行以来、2年前から患者さんに前月の1カ月分をまとめて手渡しするようにしました。「面白いです」、「毎月楽しみにしています」、「主人と読んでいます」、「いつも視点が面白いです」、「先生のキーワードは美しい女性とデートですね」など様々な反応があります。中には家内に内緒の話もあります。今朝も自然に文章を書いています。

（2022.5.21）

開院以来24年間、毎朝院長の独り言を書いていると、自分史が見えてきます。24年前に健康外来サロンの理想に燃えて開院したものの、他のクリニックのようには上手くいかず、2年間、毎月200万円の借金をしていた時期もあり、経営難のため毎月週末には北海道の先輩の病院にアルバイトにも行っていました。そして10年が経ち、ようやく少し軌道に乗り始めることができました。過去の独り言にはそんな文章も見られます。これからも思いつくまま書き続け、歴史を刻んでいきたいと思います。

（2022.5.26）

今年に入り、スタッフ交代劇から始まり、2カ月間はクリニックも混乱状態でした。そんな中で2月には念願の「新生人の会」を立ち上げ、5月には「健幸未来塾」の1期生が旅立ちました。私も体力作りに専念し、全てのエネルギーを内に注いできました。今月の誕生日で75歳となり、内側にため込んだエネルギーを外に出していきたいと思っています。75歳、何を始めるのか。さらに自然に自由に始めます。

（2022.5.26）

昨日は、いつも掛けている眼鏡のべっ甲の磨きが出来上がり、いつも行く虎ノ門の眼鏡店に行ってきました。帰りには、金毘羅山の境内の前で家族が好きなベビーカステラを売っていたので、買って帰りました。家内も息子も「うまい」と言って喜んで食べていました。12個300円のベビーカステラのおかげで、新しい眼鏡を買ったことも内緒にできました。昨夜は私も家族も幸せな夜になりました。今月も悪だくみの前のヤンチャが芽を出しました。

（2022.6.1）

昨日、いつも行くハンバーグ屋さんに行って会計している間に、家内が外でタクシーを探していました。その時、店の奥さんが「先生のブログを発見しました。面白くて笑ってしまいました」と。「独り言を書いていることは家内には内緒なんです。読まれたら大変なことになりますから」。「多分そうだと思ったので、奥さんのいる食事中は話しませんでした」。内容まで見透かされていました。「独り言」が出版されたら大変なことになります。どうしようか、言い訳を考えておかないと。本がいっぱい売れるまでは当分小さくなっていなければ。自粛しなければ。

(2022.6.13)

昨日の休診日は何も予定が無かったので、昨年暮れにお参りした強運と金運の人形町の神社に、健幸と出版成功の祈願をしてきました。その後、そろそろ考えているお墓の見学に行きました。私のお墓の構想は前代未聞のようでした。今朝は5時30分から大好きな女性二人からメールと電話が入り、朝から気温は暑いのに、さらに熱くなっています。

(2022.6.29)

昨日、出版予定の本で使う写真の撮影では、私が毎朝黒板に書いている「今朝の院長の独り言」まで撮影していました。写真に撮るならもっときれいな字で書いたのにと思っていたら、「この字の方が先生の人柄が出ていますよ」。「キャハー」。その後、父親に50年前に買ってもらった腕時計のオーバーホールができたので銀座三越に行き、先日買った眼鏡の調整で虎ノ門の眼鏡店に寄り、注文していた草履ができたと報告があったのでミッドタウンまで取りに行きました。最後はジムのサウナで仕上げて帰宅すると、犬が散歩したいという目付きで見ているので、散歩に行きました。夕食は家内が目黒の有名店で私の大好きなウナギを買ってきてくれました。術後1週間、まだまだ慌ただしいです。

（2022.7.13）

この3連休は、元気な女性グループと結成10周年の記念旅行で、今日から五島列島に行く予定でした。私は手術後なので、急遽不参加にしました。総勢8人のグループは最高齢90歳を筆頭に元気な人たちです。家族も私が旅行に行くのだと思い、家内は熱海に一泊旅行に行くそうです。私は犬の世話と、ひたすら術後の体力づくりに専念します。もちろん、夕食は3日間連続でデートです。

（2022.7.16）

8月に入り猛暑が続きます。3年前の写真を見ていたら、最後のヨットクルージングの写真が出てきました。ヨットマンも最近は潮ッ気がなくなり、熱い中をスポーツジム通いです。ジムは空調も効き、サウナあり風呂あり、心身ともに体力が付き、さっぱりします。そういえば周りは高齢者が多く、老人クラブみたいです。さて今月もジムとヨガと茶道三昧になりそうです。先月は入院5日間とジムの休業日4日以外は全てジム通いで21日行っていました。デートの回数は少し絞っています。

（2022.8.1）

医師になってから、ほとんど映画館に行ったことがありませんでしたが、2人の女性に勧められて、昨日は『トップガン／マーヴェリック』を観てきました。ヨットクルージングのシーンの海は風速10 m以上の超強風の海で、セール操作も抜群でした。

私も久し振りに強風下のラダー（舵）の感覚が蘇りました。そしてトム・クルーズの相手の女性はポルシェに乗っていました。先日デートした女性も自家用車がポルシェです。彼女は「トム・クルーズはハンサムというよりチャーミングです。私、先生のチャーミングをたくさん知っています」と。映画館を出る時には、ヨットとポルシェで私はトム・クルーズになっていました。映画は本当に単純で良いものです。

（2022.8.3）

週末はプチ旅行で温泉につかり、手術の傷も楽になり、潮風にも当たり、美味しい料理を食べてきました。帰宅時はもちろんスポーツジムに寄り、トレーニングをして懲りずにサウナにも入って帰りました。夕方に気温が下がり、犬の散歩をした後は、家内といつもの週末の外食をして、夜は熟したメロンを食べ、「快」満載の週末でした。

（2022.8.8）

75歳。美しい歩き方を習い、発声法を習い、しぐさを習い、食べ方を習い、体力を身に付け。発する言葉は何も考えず、人との接し方も考えず、行動も考えず、デートも考えず、支出も考えず。甘えん坊は天然で、ヤンチャも天然で、オシャレも天然で、頭髪も天然で、モテ方も天然で。風を愛し、海を愛し、女性を愛し。あとは何を死ぬまでには学ぶべきか、そうだ貯金方法だった。

（2022.9.5）

昨夜の我が家の食卓には秋刀魚が出てきました。知人からもらった京都の老舗店のすっぽんスープで雑炊を頂きました。秋の味覚満載。今朝は青空の下、秋の風の中を綱坂を登って綱町三井倶楽部を廻って出勤。途中で済生会中央病院の職員と、花屋さんと、神社の神主さんと、慶應義塾大学の職員と出会いました。今朝もいい朝の出勤でした。三田界隈は知っている人も多く、デート中でも遠慮なく声を掛けられます。三田界隈ではうっかり手も繋げません。

（2022.9.16）

最近、若い人たちの意見を聞くことが増えました。皆さん真面目に一生懸命に生きています。特に息子からの意見は厳しいです。私も覚悟が促されます。いつも人には覚悟を持ちなさいと言っているのに、逆になっています。75歳でも、未来の夢に向かっていく覚悟を、昨夜しました。

（2022.9.26）

昨日、患者さんと私の母校の芝中・芝高校の話が出ました。久し振りに芝学園の教訓を思い出しました。「剛毅　敬虔　遵法　自治」でした。在学中は上辺しか解釈していませんでしたが、最近ようやく本当の意味が理解できるようになってきました。「剛毅《ごうき》」とは己の信念を貫くこと、「敬虔《けいけん》」とは自然と人すべてに謙虚であること、「遵法《じゅんぽう》」とは己の生きる美学を守ること、「自治《じち》」とは自らを治めること。全く相反する意味の言葉が並んでいます。それほど深い意味でした。まだまだ甘えん坊ですが、我儘《わがまま》はしていないつもりです。家内と惚れた女性には弱いです。

（2022.9.29）

秋晴れの下、朝の犬の散歩の途中で小学校の校庭では先生たちが運動会の準備をしていました。白線を引いたり、テントを張っていたり、忙しく働いていました。最近の運動会は新型コロナウイルスの拡大で保護者参加の人数が制限されたり、昔のような町内ぐるみの運動会の雰囲気は無くなりました。息子の小学校の運動会は勤務医だったので当直と重なったりして、実は私はほとんど参加したことがありませんでした。今でも悔いが残る思い出です。

（2022.10.1）

昨夜から風が変わり、今朝は一気に冷たい霧雨になっていました。久し振りにISSEY MIYAKEのコートを羽織ったら落ち着きました。そして今日はランチとディナーでデートが2回です。季節の変わり目は体調不良の人が増えますが、私は新しい季節が始まるので少しワクワクします。今度、息子にクリニックの経営について色々教わるので、怒られそうで不安です。

（2022.10.6）

いよいよ、出版予定の本の「はじめに」と「おわりに」を書き終えました。そろそろカバーデザインとタイトルが出揃ってきました。患者さんも楽しみにしてくれています。ただただ不安なのは、家内が「今朝の院長の独り言」を24年間一度も見たことがありません。どんな反応をするのか。当分は家では小さく小さくなっているつもりです。

（2022.10.13）

近頃、癌になってから自分の人生を振り返ることが度々あります。人との出会い、別れ、偶然という瞬間と0・1秒という時間の違いと空間と、それで人生が決められ大きく変わっていくものだと、つくづく思います。今ある自分はその上に立っているあるがままの自分です。人生は最後まで紙一重の連続です。でもやはり人生は素晴らしいものです。

（2022.10.20）

健幸外来サロン

フットバランスアンリーシュ

足と靴の健幸サロン
膝痛、腰痛、足の悩みから解放されませんか？

講師　野村佳南《かな》さん

足は健幸のバロメーター
今の足のバランスチェックをしてみませんか

横倉先生には、看護師を辞めて足元からカラダを整える仕事がしたいと話した時、「どうぞやりなさい」と背中を押してもらいました。

それから、先生には全てのサービスのご意見をいただいています。

「健康を気遣うなら、まず足元からだよね」と言っていただきました。

脳と足の関係も、先生の考えからたくさんのヒントをもらい、医学的に実証されている部分も含め、横倉先生の提唱する、健幸脳を維持していくために足元から身体のバランスを整えていくことはとても有効だと実感しています。

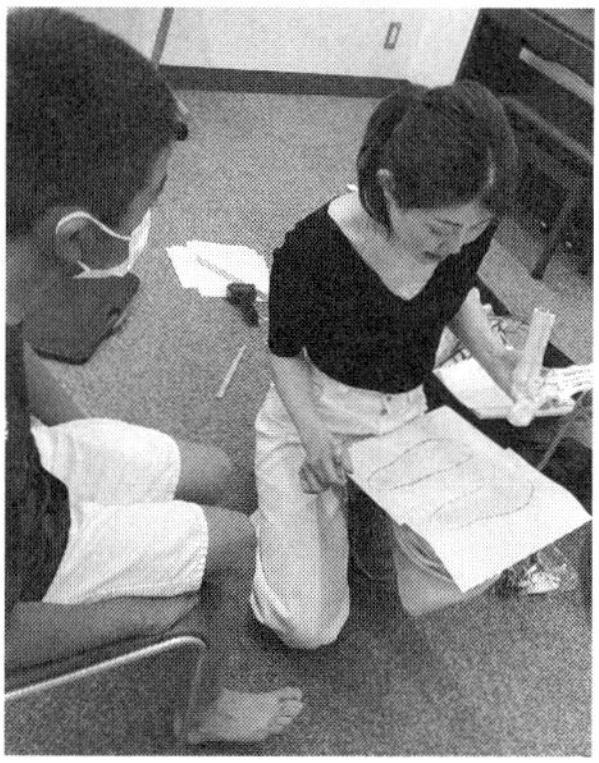

インソール調整前のカウンセリング。インソール対応の年齢は小学生から80代まで。ご自身の身体の状態を知ってもらい、バランスよく立てるように調整する。

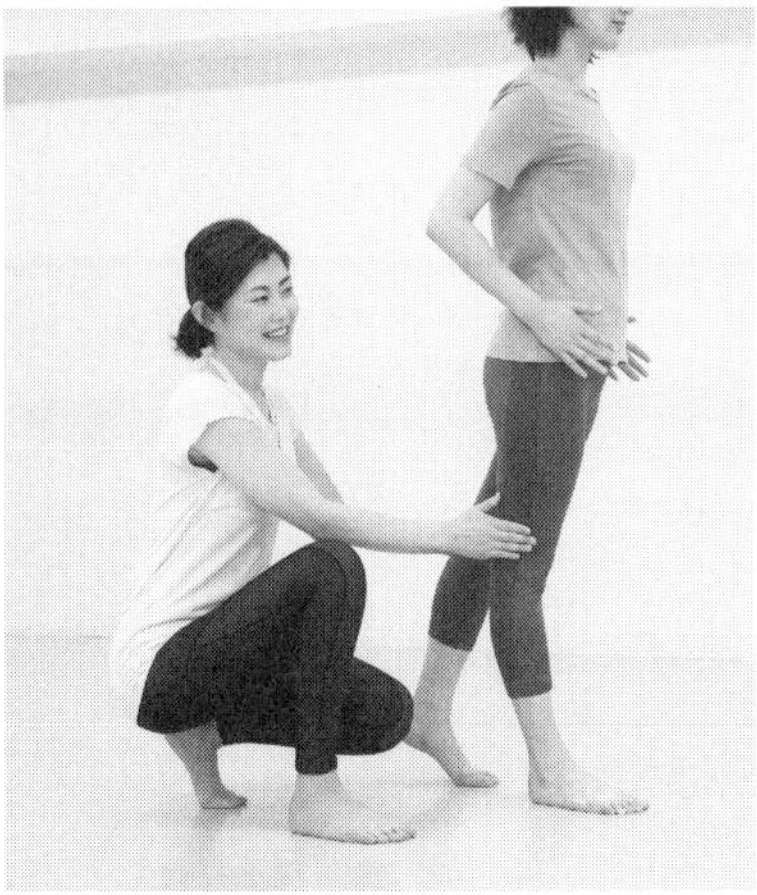
身体全体と歩き方のカウンセリング

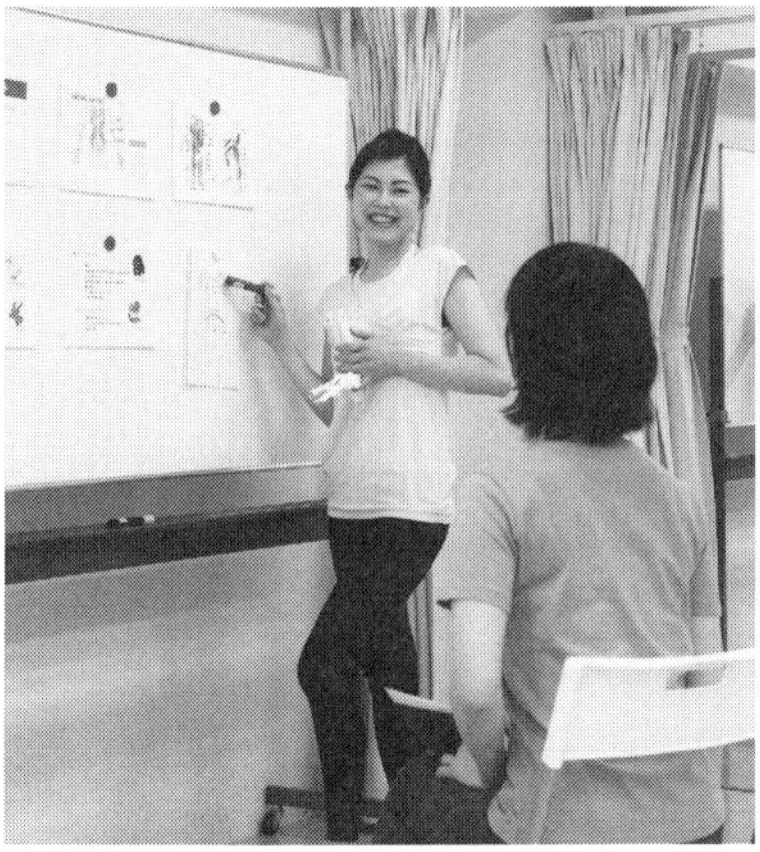
グループレッスンの様子。身体の仕組みや姿勢のことなどを説明している。

О脚や外反母趾、靴が合わないことでの痛みを抱えている方、膝腰の痛みを抱える方は本当に多いです。クリニックに来られる患者さんも、長年悩んでいた方ばかりです。

ただ、これらの原因が足の使い方と靴の選び方の間違いだと知っている人はとても少なく、解決できなかったお悩みも、ちょっとした工夫（靴の履き方や歩き方を変えるだけ）で痛みが改善していくので、身体ってとてもたのしいなと思います。

歩けることは健康のバロメーターだからこそ、インソール調整や靴のアドバイス、ウォーキング指導を通し、一人でも多くの方のお役に立てていけたらと思います。

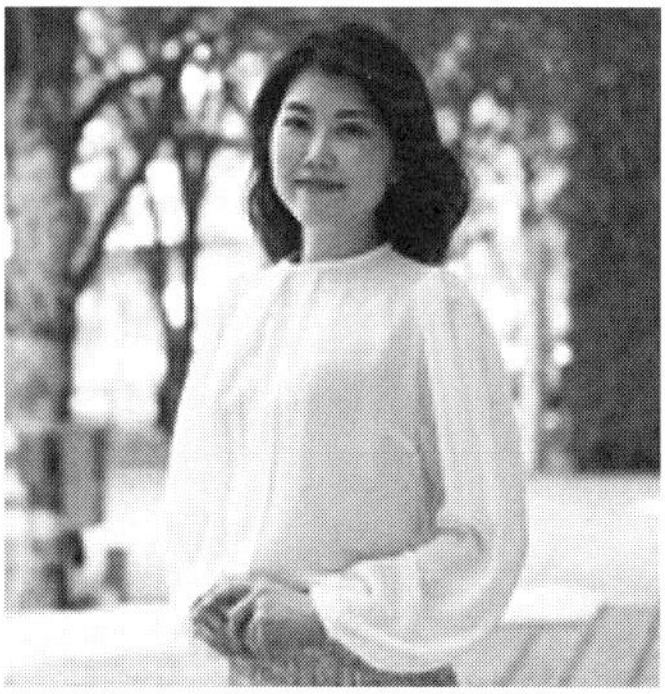

野村佳南（のむらかな）
UNLEASH（アンリーシュ）オーナー、ハイヒールマイスター®
足と靴の専門家、看護師、保健師、フットバランスアジャスター、ウォーキング講師

10年間、大学病院、専門病院に勤務。長時間の立ち仕事による足のむくみ、ハイヒールによる足トラブルを経験。足と靴に悩みを抱える人はとても多く、足元から健康なカラダづくりを支えるために、靴の勉強と歩行メカニズムを学び直し、バランスケアインソール調整法を習得。2018年、UNLEASHを立ち上げ、女性の健康美をサポートする活動が定評を得ている。

インストラクター 野村佳南
内容 足と靴のお悩みをお聞きし、必要なサービスを提案させていただきますので、まずはご相談ください。
参加費 カウンセリング（初回のみ）2000円
ウォーキング体験レッスン3000円
オーダーメイドインソール
スニーカー：16800円、パンプス：14300円
ワークショップ 開催相談可。お気軽にお申し付けください
申込み 横倉クリニック受付、または電話で

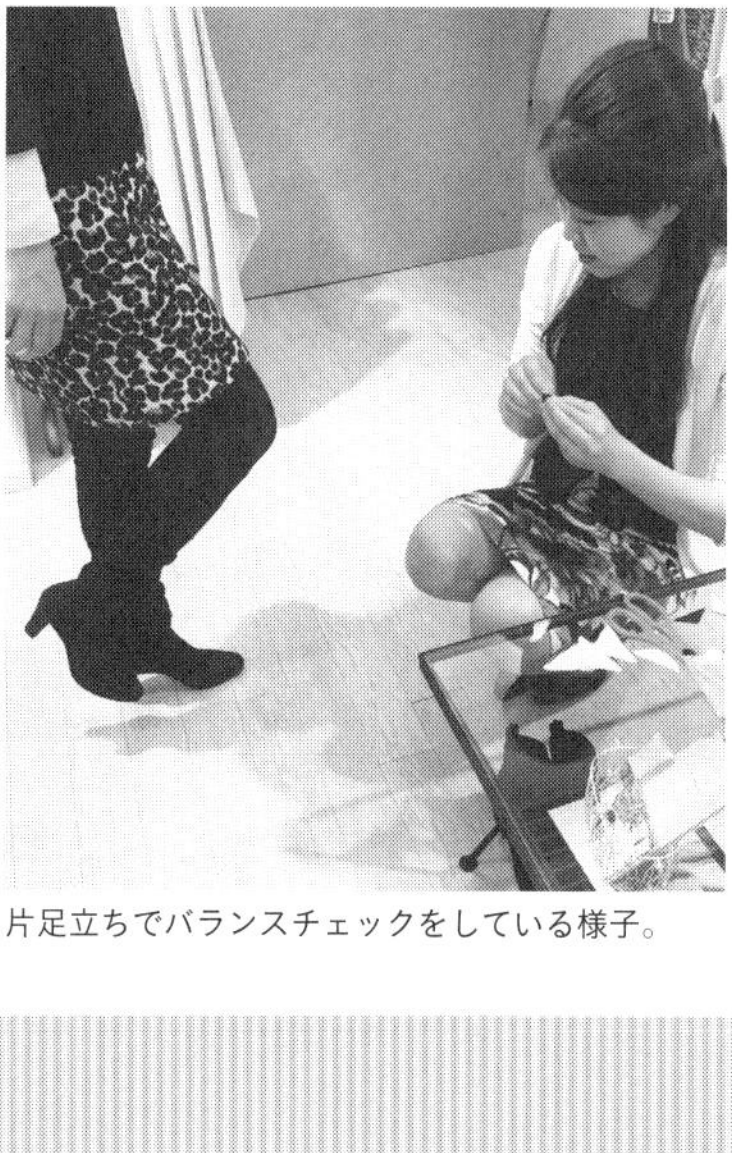

片足立ちでバランスチェックをしている様子。

第五章

恒風無風

ヨットに乗れば向かい風、横風、斜めからの風は肌で感じられます。ところが真後ろからの風を受けたヨットは風と共に帆走するので、ヨットの上では風を感じることができずに無風状態となります。そう、風そのものになった時は風の中では無風です。恒に風の如くありたいとの思いで風になれば、すなわち風そのものは無風だったのです。

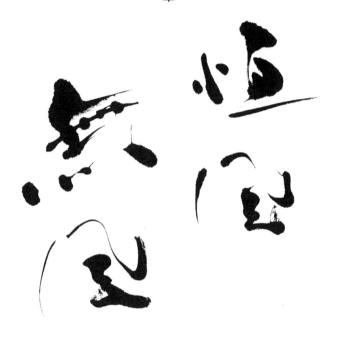

多くの人が人生をポジティブに生きなければと信じ、ポジティブに生きることは素晴らしいものと思っています。そんな生き方をしたら疲れるでしょう。人生は落ち込むことの方が多いのです。だから人は人の温かさを感じるのです。

（1998.11.19）

人は苦しいときに甘い言葉を掛けられると、それが人の温かさと思い、それを受け入れることが自分の素直さと錯覚し、妥協してしまいます。理想を持ち続けられる人は、たとえ可能性が少ないと分かっていても、あえて北風の中で胸を張って立ち向かわなければならない時もあるのです。

（1998.11.20）

新年明けましておめでとうございます。迷いながら新年を迎えました。でも覚悟はできています。自分に納得のいく人生にしたいと思います。人生50年も、もう過ぎているのだから。

女房からのプレゼントの自転車で初乗りをしました。便利なもので行動範囲が広がりました。今日は花見でも行きたいです。自然の風を顔に受け、心地よいです。人は自然と一体になれ、かつ便利なものを発明したものです。その点、自動車は自然を侵しています。

（1999.1.5）

最近、我が家の犬は一人でベランダに出て風に当たり、空を見上げ、もの想いに耽《ふけ》っている感じなのです。たまに夜中にも同じ行動をします。五感を取り戻そうとしているのか、何か悟りでも開こうとしているのか。ちょっと聞いてみたいです。

（2000.4.4）

（2009.7.23）

4月から新しいサロンのプログラムを始めます。「健・幸・美ナイスエイジングsalon」という名前です。30歳代から70歳代以上を対象とした健幸美に関するセミナー・プロデュース・外来・サークル活動です。今まで温めてきた構想のまだ一部ですが、多くの人たちが幸福になることを目指したいです。

（2012.3.2）

昨日、テレビで画期的な老人介護施設を放映していましたが、大人のディズニーランドを目指しているそうです。私も健康外来を始めた当初、居心地の良い外来を造ろうと、やはりディズニーランドの裏方を見学して、自分なりのコンセプトで健康外来を造りました。今のクリニックも来た人は診察券を出せば診療しますが、出さなければクリニックのサロンでは無料で紅茶を飲んだり、本を読んだり、寝ることも良いのです。以前、雑誌の取材で「先生の一番行きたい所、一番好きな所は」と質問され、他の医師はハワイ、バリ、ヨーロッパ、カナダなどと答えていましたが、私は「横倉クリニック」と即答しました。

（2018.1.12）

春、春、春、春、春――　3月がスタート。正月に今年の計画を立て、健幸外来サロンの雰囲気を一新するため、ソファとテーブルを買い替え、立礼卓《りゅうれいじょく》を買い、本格的に茶道ができるようにし、生花を入れ、健幸外来サロンのHPをリニューアルし、4月からはいよいよ診療終了時刻を30分繰り上げました。9月に行う開院20周年の企画を立て、70歳を機に10年間の体制を整えました。春、春、春へ。

（2018.3.1）

今年初めにクリニック内のソファとテーブルを買い替え、生花を毎週入れ替えるようにし、照明器具を変え、レースのカーテンを変え、椅子の配置を少し変え、ようやく私がイメージした「無風庵」となりました。これから10年この雰囲気が続きます。患者さんも感じるらしく「先生、雰囲気が変わりましたね。先生はいつも変わらず元気ですね」と言ってくれます。クリニック創立20周年目の健幸外来サロンの変化です。

（2018.7.26）

朝出勤時、駅で患者さんと出会い「先生に会えて嬉しい……」。診療最後の患者さんは、プラセンタ注射が2回目で、待ち時間が少しあったようで、「ここは注射だけでも、先生の診察が必要なの?」。「私が美人に会いたいから」、「このクリニックの人気がある理由が分かったわ」。そして帰宅時に朝の患者さんと再び遭遇。「今日は2回も先生に会えて幸せ」と。私、医者なんですが。

(2018.9.7)

クリニックの新しい試みとして、スマホによる予約や待ち時間の情報、さらにスマホ決済などを検討しましたが、ここは健幸づくりのサロンとしてのコンセプトがあり、やめました。クリニックの待合室ではなく健幸づくりの場所として全てが設定されており、診察を待つのではなく健幸になるためのサロンです。時間に追われている現代人に、自分の時間を使ってもらいます。

(2018.9.8)

今朝、クリニックに出勤すると、昨日の香りの会のアロマの香りが残っていました。土曜日は恋する茶会の抹茶の香りが漂っていました。ここは何処？　真の健幸づくりをしている健幸外来サロン「無風庵」です。

（2018.11.12）

今年もあと1カ月。今年は年明けからクリニックをちょっと和風にし、生花をいれ、「無風庵」と命名し、いつでも健幸外来サロンで茶道ができるようにしました。そして最大のイベント、創立20周年の会を私好みで開けました。もう誰も私を止めることが出来ません。いや女房とスタッフがいました。

（2018.11.30）

今月から、健幸外来サロンに、どなたでもお茶を愉しんで頂ける立礼卓を置きました。先日も「健幸喫茶会」に参加した方々が「こんなに静かでゆっくりした時間があることが分かりました」と。健幸づくりは、指導しても健幸にはなりません。体験による体感と実感が必要です。実は茶道で私も自分の健幸づくりをしています。全ての女性にモテたい男になるために。

（2019.1.17）

昨日久し振りに来院した患者さんが「ねえねえ……、聞いて、私、離婚したの」、「イイね……、これからは自分のしたいことができて」。「私、先生にね、○○○って言ってましたね」、「私もイイね、△△△と言いました。50歳から自分の生き方を求めて行けばいいんです」。「でも少し淋しい気持ちもあります」、「そんな時は男性がナンパするから気を付けて」、「今度、健幸外来サロンで健幸喫茶会するからお茶飲みに来ない」。私がナンパしていました。

（2019.1.24）

昨夜は、以前から秘かに会いたいと思っていた女性に会うことができました。夢を追いかけて頑張っている女性が最近多いですが、ゾクゾクするような女性は少ないです。彼女たちの発する言葉や行動ではなく、彼女たちの生き様が、会っていない時でも肌でビシビシと感じられます。そんな40歳前後の女性がこれからの日本を導いてくれるかと思うとワクワクします。30年後、40年後、私はあの世で彼女たちをほくそ笑んで見ていたいです。ヤンチャで甘えん坊の私のあの世の秘かな楽しみです。

（2019.1.25）

今朝6時頃、障子を開けて外を見ると、細い三日月が明け方の空に綺麗に輝いていました。その傍にも明るい星が2つ輝いていました。朝刊で知ったのですが木星と金星だったようです。細い三日月には奥ゆかしさが感じられ、日本女性のようで、先日見た満月より好きです。昨年夏のヨットクルージングの時、マリーナで見た三日月も何かを伝えていましたが、今朝も私に何かを伝えているようでした。

（2019.2.1）

卒業式と謝恩会のシーズンです。医学部の卒業式と謝恩会では、5年間毎日デートしていた同級生のガールフレンドに合わせて、グレーのスーツを新調しました。そして卒業式の5日後、2人で海にドライブして、結婚せずにそれぞれの道を行くことを話しました。彼女は「貴方は宮崎のような小さい街に来る人ではない。東京で頑張ってほしい」と言っていました。今日のような晴れた空に潮風が吹いていた海辺でした。

（2019.3.2）

昨日は、毎月集まる70歳以上の女性の会に、たまに参加する男性でOECDトップの方と世界情勢を話しました。朝鮮問題、アメリカ、トランプ、イギリス、ロシアのことなど。あるメンバーが「これからの日本は世界にどう向き合えるのか」と、彼曰く「17世紀にイギリスから始まった覇権《はけん》主義は戦後アメリカ、ロシアそして今中国と、不安定要素が多く、これからは日本の和文化こそ世界をリードできます」と。私は「日本は多神教で生活の中に神が常に存在するからこそ、謙虚さが出てくる引き算の文化です。だからこそ茶道こそ和文化の象徴です」。恋する茶会を主宰する宮副紘美が言っている「世界平和こそ私の目標です」が、「恋庵」から発進しそうです。

（2019.3.4）

写真の整理をしていたところ、懐かしいヨットの写真に目が釘付けになりました。2年前のクルージングの夜にヨットの上から三日月を見て、そろそろヨット人生を終わりにして陸《おか》に上がろうと思いました。北風の冬の海、強風の春の海、炎天下の真夏の海、なんとなく寂しげな秋の海、1年中、海にいました。いつも最高の帆走を子どものように無心に楽しんでいました。

（2020.6.6）

世の中の生活から仕事、学校、文化、政治、世界、さまざまなことが新型コロナウイルス流行のため、急激に変化しつつあります。新型コロナウイルスによって強制的に変えられてしまう人、変えようとしても変えられない人、変えていい人、変えてはいけない人もいます。いつも右往左往する人はウイルス流行のためではなく、自分の軸を持っていなかった人です。

（2020.6.17）

昨夜は、昨年秋のハワイ旅行に同行して料理してもらった女性シェフ宅で、同行した女性と2人で食事を頂きました。腕が上がっている、顔つきがいい。話が尽きず帰宅したのは午前1時。風呂に入り、着物を畳んで2時に就寝。今朝5時に起床して運動。風が気持ちよく、ひと駅歩いて出勤。全く疲れない自分に我ながらびっくり。何故《なぜ》。私の周りの女性たちのエネルギーを、どうやら貰っているのかも。私が10年、20年若かったら、全員に絶対アプローチして結婚したくなる女性ばかり。73歳まだまだひょっとするかも。これがワクワク。

（2020.6.18）

先日、医師会に行く途中、東麻布で「風流ならざる処また風流」と書かれた「不風《ふふう》流《りゅう》」という和食屋さんのパンフレットを偶然見つけました。気になって仕方なかったので、5月の私の誕生日と1日違いの誕生日の女性と、誕生日祝いをしに「不風流」の店へ。新型コロナ流行のため1カ月遅れで行ってみました。「恒に風のごとし恒風、風すなわち無風なり」。無風庵の趣旨と同じ。どうやら禅語にあるようです。なかなか美味しい料理でした。

（2020.6.22）

幼い頃から甘えん坊で悪戯好きな私は、悪戯から小学校2年生の時に4、5メートルの崖から落ちて意識不明の大怪我をしました。3年生の時に父親から「海水浴が毎日できる学校があるから行ってみるか」と聞かれ、私はつい「行く」と答えてしまい、千葉県内房の岩井にあった養護学校に健康で元気だったにも拘らず1年間行くことになりました。そこでも悪戯大好きで、体格の良かった私は6年生を倒して相撲大会で優勝もしましたが、成績はビリの方でした。その学校で上級生が歌っていた「夏は来ぬ」は、岩井の田舎そのものでした。

（2020.7.1）

先日の健幸喫茶会に参加した女性から、「先生は、ジョージ秋山の『浮浪《はぐれ》雲』の主人公・雲みたいですね」と言われました。実は私の憧れの主人公。女性とみれば老若問わず声を掛け、風習や物事にこだわらず、柔軟で強靭な精神力と、腕っぷしは立ち、自由で、女房には呆れられながら頭は上がらず、そんな人生に憧れていました。少しは近づけたかなあ。これからも外来で磨きをかけて頑張ります。

（2020.7.3）

そろそろ梅雨も飽きてきました。余分な雨は災害を起こし、少ない雨は水不足を起こし、では普通の雨は何でしょう。人も同じ。やたらに叫ぶ人、文句を言う人、理屈っぽい人、何も言えない人、静かな人、品の良い人。普通の人はどんな人。なんでも普通が良いです。天気も人も。ただ気持ちが良くて楽しい普通、自然な自由な普通が一番です。これを『臨済録』では「無事」と言います。私は「無風」と言います。だから私の雅号が「恒風」なんです。

（2020.7.18）

私が中学生だった60年前に、故・森繁久彌主演のテレビドラマ『七人の孫』を、いつも家族で見ていました。その主題歌は森繁節で人生賛歌が歌われていました。孫が悩んだり困ったりすると、すぐに森繁のおじいちゃんの所に来て相談して、おじいちゃんはいつも全てを受け入れて人生を教えてくれるというドラマでした。私もいつも主題歌を口ずさんでいました。おじいちゃんは息子の嫁には甘えて、お嫁さんもそれを受け入れて、私の理想です。いやもう、そんな日々を過ごしているかもしれません。私を甘えさせてくれる女性たちから、時には厳しく怒られます。そして悩んでいる患者さんたちが日々来てくれて、日々人生賛歌かもしれないです。今の時代こそ人生賛歌が必要です。

（2020.7.22）

コロナ禍でも、比較的順調に廻っている。体調もすこぶる良好。でも何かが足りない、満足できない、ウズウズしている、晴れない。なんでも一生懸命しているのに満たされない。これも人間臭さなのか。心の片隅が満たされない。一体何なんだろう。そう、私の憧れの恋をした良寛さんと同じだ。70歳にしてもあの境地。人は幾つになっても同じだ。

（2021.1.25）

私が健康外来を創設して30年、私が出会った中で最も健幸な女性から年賀状が届きました。私の本を読んで賛同して頂きました。「何があっても、先ずはありがとう」という言葉が自然に出て来る女性です。日常全てに生きるための美学があり、全てが自然体です。なんと御年99歳。「まだまだ世界平和に貢献したい」と年賀状に書いてありました。女性の名前は鮫島純子さんです。渋沢栄一のお孫さんです。73歳、まだまだ私もガムシャラにやらなければ。

（2021.1.27）

先日、慶應義塾大学の同級生から、クリニックを後輩に譲り、診療を止めるという手紙が届きました。私は驚いたのですが、女房は「年齢的に普通でしょう」と。60歳までは医学界しか知らなかった私に、新しい人たちが全く新しい世界を展開してくれました。自然とそれまでの人たちは私から離れていきました。60歳からの人生がさらに面白くなり。刺激を受けます。

もしかしてこの人たちは来世までついて来るのかしら。もうすぐ74歳、これからの人生が楽しみです。

74歳となり、私の人生を振り返ってみると、見方によっては不運の連続でした。医学部学生時代に父を60歳で亡くし、入局後は経済的に厳しく、そんな中で大学では学会でもベストスリーに入る指導者に付けたのですが、彼は教授戦で負けました。さらに勤務時代には部長の一番弟子として指導を受けましたが、3年上の先輩がいたので部長にはなれませんでした。開院して信頼していた大学名誉教授にも裏切られました。ただ良かったのは頑固で根性の据わった女房がいてくれ、さらに今、真面目で純粋で一途に自分の人生を歩んでいる美しい女性たちが、私の周りに集まっています。そんな女性たちと、風の時代に素晴らしい風をなんとか吹かしてみたい、とこれからの人生を思っています。

（2021.5.12）

最近、今までの人生を振り返ってみると、何かに動かされてきたように思えてしょ

（2021.5.17）

うがありません。人との出会いから始まり、全てのタイミングが、その時に起こるべくして起こっているようです。どう足搔いても人生辿り着くところが同じなら、今の時を思い切って最大限に生きるのも面白い。痛快に。

（2021.6.28）

大学の入学式の日、真っ先にヨット部に入部しました。何故ヨット部だったのか。それは幼少の頃からの憧れがあったからです。幼少の頃から毎年夏は鎌倉の親戚宅で過ごしていました。毎日海に行き、まだサーフィンなどない時代、波乗り板で波乗りしていました。親戚のお兄さんがゴムボートで大波を乗り越えて沖まで連れて行ってくれ、まさに夏だけの湘南ボーイでした。そしてその頃にヨットに乗っている若者は、多分太陽族（1950年代の日本の若者風俗の流行語）だと思いますが、そばで見て憧れていました。絶対大きくなったらヨットに乗ろうと思っていました。そして憧れのヨット部に入部してから、71歳まで海と潮風の中にいつもいました。

（2021.8.5）

昨日の健幸未来塾のテーマは禅語「看脚下《かんきゃっか》」と、故・日野原重明著『いのちの使いかた』より「耐える心の強さ」でした。困った時は先ずは自分の足元を見よ。先を照らす灯火が消えた時、地に足をつけて生きていく。そして苦難に耐えるには、心に希望を持ち続けること。希望がない苦難は全てがネガティブになる、希望を持った苦難は全てがポジティブに変わる。全ては自分の足元から湧いてくるような気がします。

（2021.11.11）

昨日の大谷選手のビッグニュース（米ア・リーグでMVPに選ばれた）は日本国民の誰もが喜び、勇気を与えてくれました。彼も苦しい時期を乗り越えて、今期の偉業を成し遂げました。そして彼の才能を認め、世間の批判を浴びながら伸ばした栗山監督はお見事としか言いようがありません。イチローのときの仰木監督然りです。私にとっても健康外来を横倉教と揶揄《やゆ》されたなかで、たった一人認めてくれた人がいます。故・日野原重明先生でした。

（2021.11.20）

15年通っている六本木の創作レストラン「wood spoon（ウッドスプーン）」では、4月から北京大学認定国際中医薬講師、中医薬膳茶講師の先生の指導の下、薬膳料理らしくない洋食薬膳料理を始めることになりました。旬の食材で春夏秋冬のメニューをさまざまに用意しています。薬膳講師の先生も常駐してお客さんの身体に合った薬膳料理をアドバイスしてくれるそうです。私も昨夜試食してきましたが、薬膳とは思えないフレンチかイタリアンか和食かと思うような料理を出されました。まさに薬膳料理の革命です。

（2022.3.25）

女性たちには「私が年取ったら足元がおぼつかなくなるので、手を引いてくれる」と質問すると「もちろん」と答えてくれます。「じゃあ、今から練習しよう」と言うと、「先生まだしっかり歩いているから大丈夫」と。誰も練習してくれません。ある女性が「本音を言うと、カッコいい男性と手を繋ぎたいの」と。そうか、ならば女性たちが手を繋ぎたくなるようなカッコいい歩き方になればいいのだ。以前も茶道のお点前をジムの鏡で稽古したように、ジムの鏡を見てステップと毎日のウォーキング出勤が始まりました。先日ある方が「先生、歩き方までカッコいい」と。内心惚れたでしょうと思いました。まだまだ74歳の挑戦が続きます。

（2022.4.28）

人はなかなか覚悟というものが持てません。知らぬ間に自分自身でさまざまな鎧を身に付けてしまっています。鎧を脱いだ方が楽になるのに、脱ぎ捨てることができず執着して、覚悟ができないのです。そしてまた覚悟ができた途端に、大きな波が押し寄せてくることが意外に多いです。それはその覚悟が本物かどうか、天に試されているようにも見えます。その時こそ勇気を持てるかです。

（2022.5.11）

大学ヨット部で時代は違いますが、同じ葉山森戸海岸でヨットの練習をしていた患者さんがいました。森戸海岸は、多くの大学体育会ヨット部の練習場でした。その中でも私の母校が一番ハバを利かせて一目置かれていました。ヨットはレース海面の風を読み摑んで自分のものにして走ります。向かい風でも45度まで上ることができ、タックを繰り返して風上マークを廻ります。風は細かくブレますが、ヨットマンは微妙な風のブレすら見逃しません。風も海も恐いですが、ヨットマンは海の上では自分を信じてブレません。海と潮風を友にして最高の帆走をします。

（2022.10.3）

健幸外来サロンでは喫茶会の場を「無風庵」と名付けています。私の雅号「恒風」からの命名です。風そのものになれば無風となります。そして昨日、南麻布に愛する人たちが集まる「恒風庵」を創ることにしました。庵の名称を書いたキャレモジは師匠の茶室の恋庵を含め三つとなります。

（2022.10.14）

健幸外来サロン

ハッピーメイク
「美しい顔・からだと輝く心」を実現
「美容と医学」の連携で、希望に満ちた健幸に

講師 小林照子さん

横倉先生とは20年ほど前に、ある研究会でお会いしました。その後、先生が提唱なさった「健幸達人の会」に参加して、数年、横倉先生と一緒に、いろいろな活動をいたしました。

横倉クリニックでは「ハッピーメイク」のスタッフを送り込んで、その方の印象を魅力的に創るというサービスを提供させていただきました！

個性は、美しさの原石。みがきをかけて、光り輝く「魅力」を作ります。私たちは、「美＝美しい顔・からだ」と「ファイン＝輝く心」をテーマに、研究と創造を行っています。

美しい外見と輝く内面は、あたかも車の

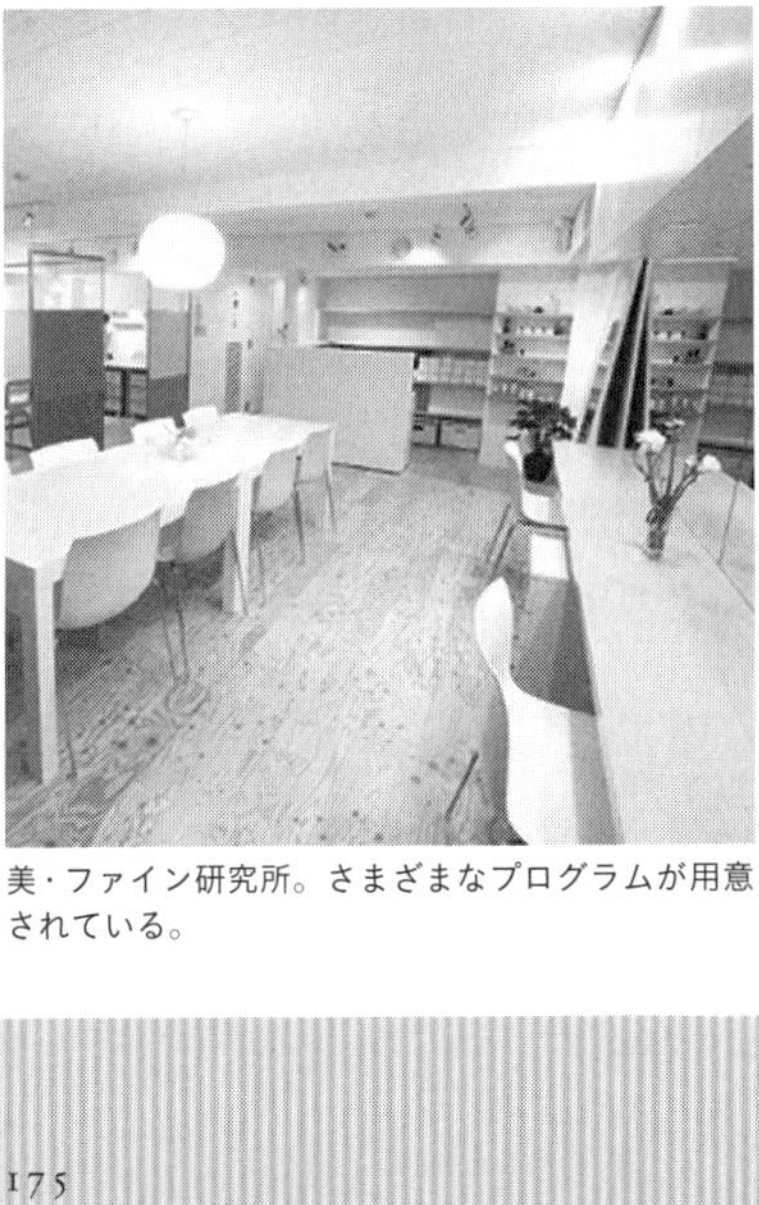

美・ファイン研究所。さまざまなプログラムが用意されている。

両輪のように働き、希望に満ちた幸せな生き方を実現します。その具体的な方法として提唱しているのが、「ハッピーメイク」です。

「ハッピーメイク」は、私が美容家として60年以上のキャリアを重ねて、延べ何万人もの女性たちの肌に触れ、手と心で感じたことを魅力づくりのテクニックとしてまとめ上げたものです。

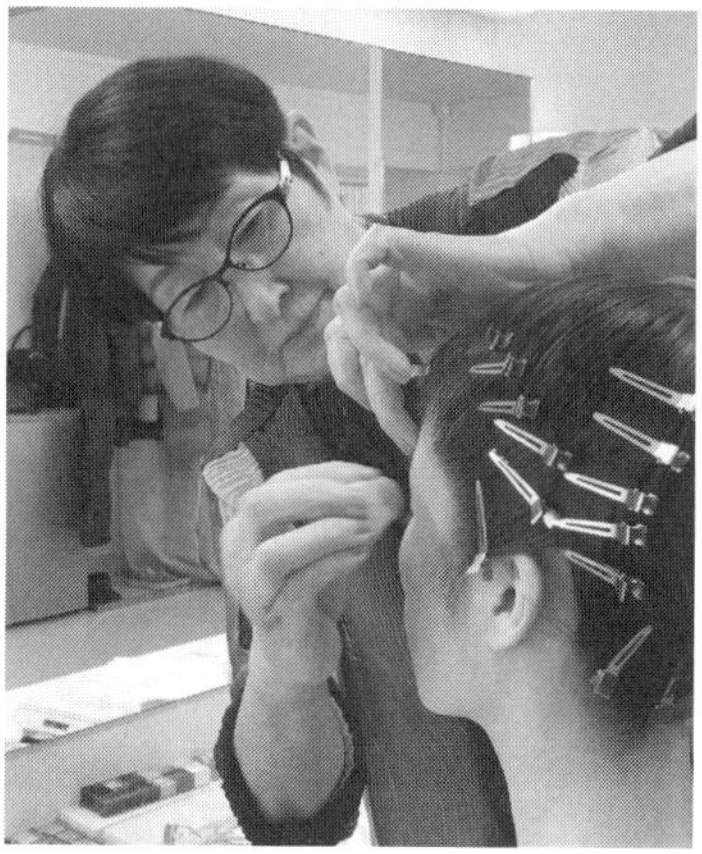
個性を引き出し、輝かせることで、多くの女性の人生を好転させてきた「ハッピーメイク」。

予防医学の重要性が認識されるにつれ、人の心と体にプラスの影響を与える「美容の力」が注目を集めています。病や老いと向かい合うとき、「美容と医学」をうまく連携させることで、女性も男性も、より輝いた人生を送ることができると確信し、社会貢献のひとつとして医学との連携も積極的に行っています。

横倉クリニックでも、多くの方がより輝き魅力的になって、笑顔を見せてくださることを嬉しく思っています。

また、横倉先生が茶道を習い始めた頃に、私も何度もお茶会に参加させていただきました♪

いつもいつも笑顔の先生で
笑っている以外のお顔は
茶道に取り組む時だけですね!!

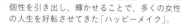

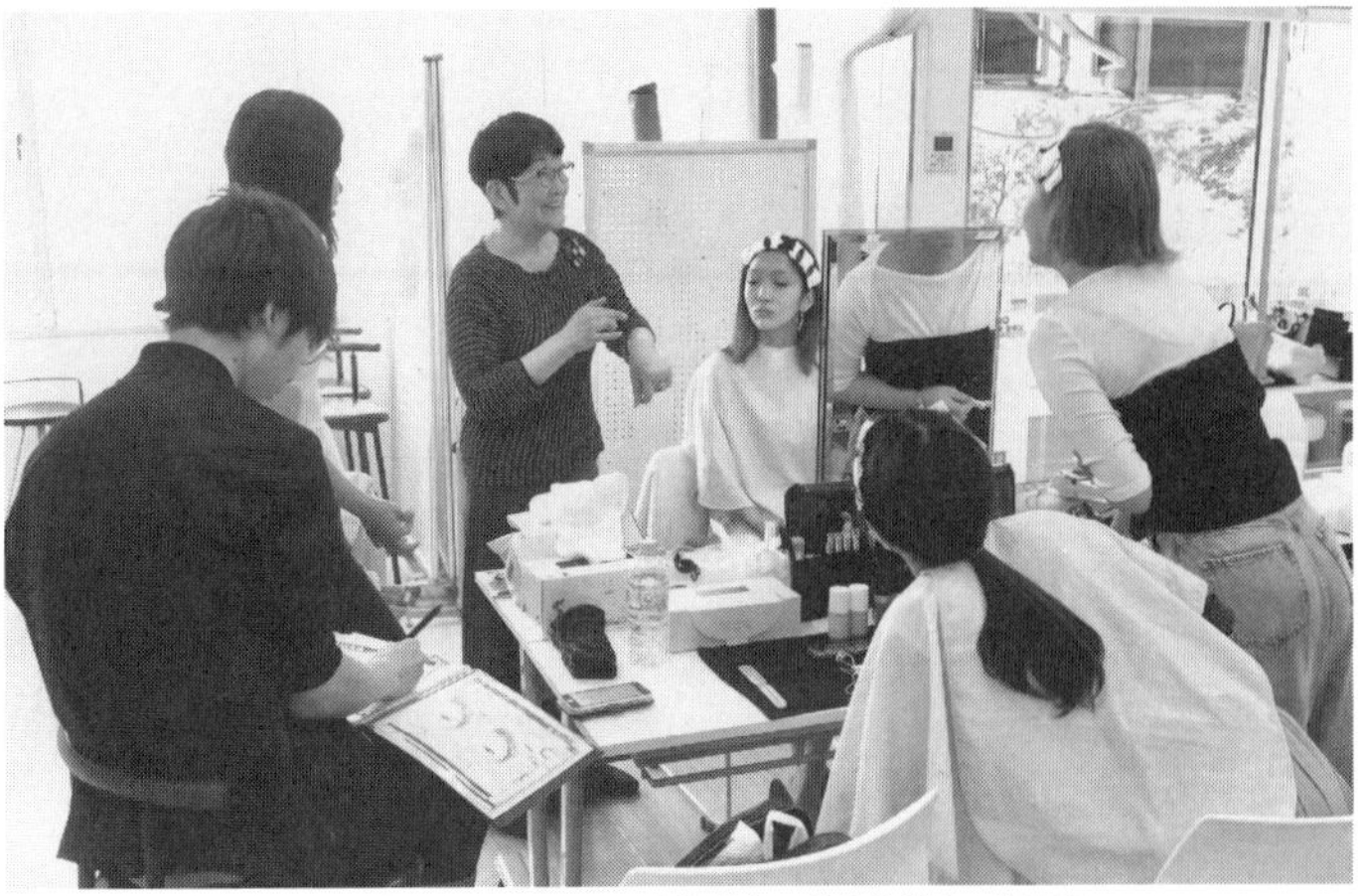

フロムハンドメイクアップアカデミーでは、直接学生に技術指導する場面も。

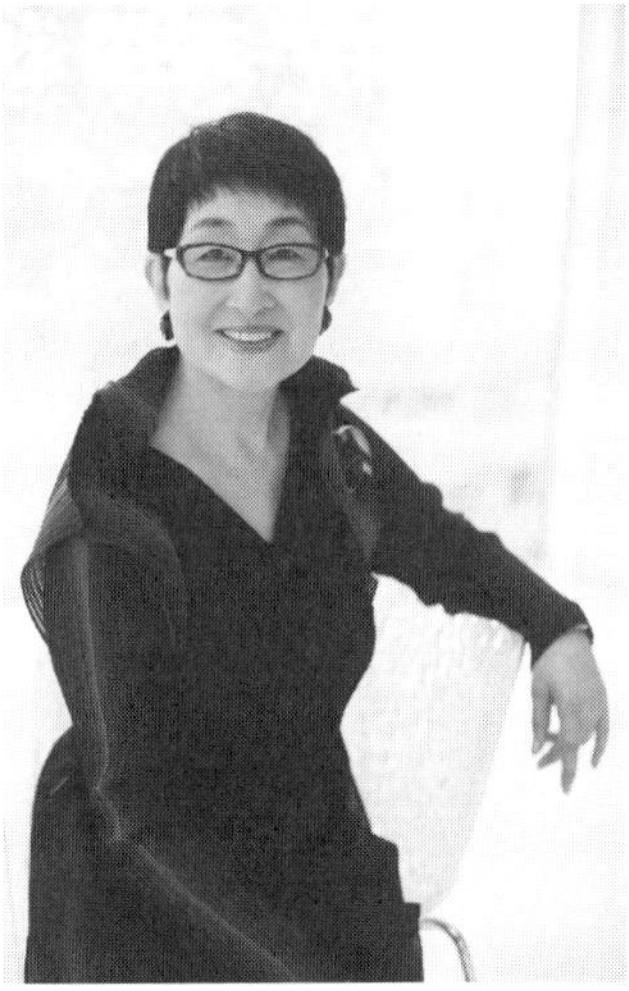

日時	予約制
内容	美・ファイン研究所のプロのメイクアップアーティストが、カウンセリングやメイクレッスンで、自分だけの魅力の表現方法を教えます。
参加費	個人単位50分　12600円
申込み	フロント受付または電話で

小林照子（こばやしてるこ）
美容研究家・メイクアップアーティスト
美・ファイン研究所 ファウンダー
㈱コーセーにて長年美容を研究、「ナチュラルメイク」を創出し、世界初のパウダーファンデーションや美容液等、数々のヒット商品を生む。独立後は「美」と「ファイン」の研究を通して、人に、企業に、社会に向け、あらゆるビューティコンサルタントビジネスを展開。フロムハンドメイクアップアカデミー、青山ビューティ学院高等部の学園長として、美のプロフェッショナル、後進の育成にも力を注ぐ。

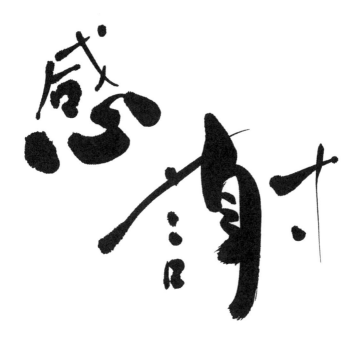

第六章

感謝

健康とは……
感謝のできる
「心《こころ》」と「身《からだ》」

人はいつまでたっても一人ぼっちです。一人ぼっちと一人ぼっちが集まるから楽しいのです。でもそれに慣れてしまうと、夫婦も仲間もまた個になってしまいます。年をとってきて一人ぼっちであることが分かると、人と会うことが本当の喜びに変わります。

(1999.5.22)

次から次へとさまざまな問題が出てきます。女房に「波乱万丈の人生だな」と言ったところ、「話題には事欠かないから」と言っておりました。人生何回も正念場があるようです。でも落ち着いていられるのは、家族がいるからです。そして2匹の子犬がいるからです。

(2000.3.14)

日曜日に浅草の三社祭に行ってきました。多くの人が出ていましたが、三社祭には江戸情緒はありませんでした。情緒を出そうとすると、それは却って形だけになってしまいます。実は何気ない路地裏に情緒が存在するものです。クリニックを綺麗で、心地よいと言ってくれる人がありますが、それはスタッフの心意気の結果です。

（2000.5.23）

25年間、毎月続けた帯広出張は先週末で終わりました。最後の当直ではお産8件、流産と手術が2件でしたが、25年間、医療事故がなかったことは幸運でした。最後の朝礼で、全員の写真とメッセージを書いたアルバムを頂きました。私はキャレモジ書で「心」と書いて感謝の気持ちを置いてきました。

（2012.4.16）

今日は母親の命日です。甘えん坊でヤンチャだった私は幼い頃、朝、目覚めてから母親の寝床に入ってオッパイを触っていた記憶があります。母親の肌のキメ細かくしっとりとした感触が未だに手に残っています。小学校2年生の時に大怪我した時は母親が病室で一緒に寝泊りしてくれました。両親は、甘えん坊が将来どうなるか心配していたようです。案の定、母親が亡くなった時に葬儀委員長だった私は嗚咽《おえつ》して挨拶すらできませんでした。そして未だに両親の心配どおり、甘えん坊でヤンチャです。

（2019.2.18）

昨日、母親が生前に制作した刺繍の額が姉から届き、早速クリニックに飾りました。クリニックでは母親の刺繍が2作品と父親が彫った鎌倉彫や茶碗の陶芸作品。そして女房が創ったつまみ細工の作品がいっぱいあり、交互に飾っています。なんだか家族に監視されているような気がして、真面目に働かせて頂いています。そして今日は平成最後の茶会をクリニックで開きますが、私のお点前とキャレモジが私の作品です。

（2019.4.27）

茶道を始めて2年目の4年前に、表千家家元から初めて許状をもらっていました。ようやく弟子として、師匠から茶道を学んでよいという許状です。そして4年が経ち、どこまで茶道が身についているのか不安ですが、何かが違ってきているようです。日常茶飯が毎日気持ち良く、自然に自由に生きていられていいます。女房は「好きな事ばかりをしているから、いつまでも元気でいられそうね」と。息子も同意していました。内心納得している私もそこにいました。

（2020.7.13）

息子は、桜田通りを挟んでクリニックの向かい側にある慶應義塾大学の隣のビルで、相続中心の行政書士の事務所を構えていいます。一緒に出勤したことはありませんが、今朝は偶然田町駅で会いました。息子に知人を紹介すると、息子の第一声は「父とは性格が全く違いますから」と言うようです。息子はクソ真面目で堅く、間違ったことは許さない。なかなか融通が利かず、でも優しい男です。私と女房は、息子が学生時代からどうしてあんなに真面目に育ったのかしら、と思っていいます。私の方が男の色気はあると自負していいます。

（2020.9.26）

クリニックは明日から3連休。私はヨガとトリートメントと茶道の稽古三昧。女房は「自分の計画通りにして下さい。私も計画がありますから」。どんな計画か分からずに、「じゃあ、行って来るね」と私。「行ってらっしゃい」とちょっとだけ心がこもっていて、ひと安心。まあ好きなことを自由にさせてもらっていますから、感謝しています。

（2020.11.21）

マスクをしながら外来で一日中喋っていると、メディカルマスクを使用していても、夕方になると口の周りが毛羽だち、うっとうしくなります。そこでスポーツジムで売っていたプラスチックの口当てを使用したところ、わりと調子がいいです。これはいいと思い、さらに購入して女房に渡したら、「薬局で売っていて、私はもう使っています」と。なら「早く言ってよ」。

（2020.12.5）

昨日、蕎麦屋さんで牛肉しぐれを食べたところ、我が家の夕食も牛肉しぐれでした。もちろん何も言わずに黙々と美味しく食べました。まあ言っても「あれ、そうだったの」と終わる会話です。以前カレーそばを昼に食べた日の我が家の夕食もカレーライスだったこともあります。女房と私の食べたいものが一致するのか、一生懸命に黙々といつも食べて生きています。

（2020.12.19）

やはり秋は食欲です。昨夜はいつも行くレストランで目の前の鉄板で焼いてくれるハンバーグを通常の1・5倍の大きさにしてもらいました。最近、毎食とも満足感が増しています。でも家内は「最近、食事会が少ないのね」と、1週間の私のスケジュールを聞いて言っています。実は家内の料理は天下一品です。結婚当初から1年間同じ料理を出されたことがありませんでした。今も同じです。

（2021.10.11）

昨晩、家族と鉄板焼きを食べに行き、カウンターから立ち上がろうとした瞬間に腓腹筋の痛みと同時に力が入らなくなりました。どうやら肉離れを起こしたようです。今、肉体的に色々なことが起こっていますが、あまり深刻に考えていないので、精神的なダメージはないです。家内まで「色々大変なのね。少し運動を控えて身体を温めたら」と笑いながら、期限切れの使い捨てカイロをくれました。

（2021.11.29）

昨日の日曜日、私が犬の朝散歩をしていると、犬がしゃがみ込んで排便しようとしました。しかし、ウンコが肛門に引っ掛かって落ちないので、私が後ろ足の付け根を持ち上げて左右に振ったところ、ウンコが落ちたのに、犬は怒っていました。女房が犬の耳の掃除をしたところ、犬は気持ち良さそうに首をすり寄せて、全身で喜んでいました。お前どっちもスッキリしたはずなのに。

（2021.6.21）

毎週日曜日の夜は、家内と外食をすることになっています。昨晩も、私は朝出掛けに一度帰宅して一緒に出掛けると伝えたのですが、時間が無くなり、約束の1時間前に「直接レストランに向かう」と自宅に電話したところ、4回とも留守電。家内の携帯に電話しても留守電で、20回目にようやく繋がったら、家内は「今向かっているから」とひと言。結局、私はレストランで順番取りをして待つこと20分経過。でも私はひと言の文句も言わずに、楽しい会話を心掛けました。幸せってこんなものですね。

（2021.12.6）

家内が今週の予定を聞くので、「今週は何もないから」と私。「エーー、何もないの、毎日家で食べるの、たっぷり運動もできますね」と家内。息子まで「珍しいね、ジムかクリニックで死ねたら本望でしょう」。「医師会もZoomが多いし」と医師会にかこつけて話しておきました。デートまで家内から奨励されているような気がしてきました。家内は私が誰と何処で食事したかはあまり関心がないようなので、安心していますが。

（2022.6.9）

昨日は新しい眼鏡ができてきたので、どうやって家内に打ち明けようかと思案の末、たまたまキッチンの換気扇とガスコンロを新しくしたので、「キレイになって使いやすくなったでしょう」と話し始めました。そして「来月行く予定だった旅行をキャンセルしたのでキャンセル料がほとんど戻ってきた」と話してから、眼鏡を新しくしたことを告白しました。家内は「あ、そうなの」で終わりました。理想的なシナリオになりました。新しい眼鏡で新しい世界が見えそうです。一生懸命に生きています。

（2022.6.22）

今日は、12年前に93歳で亡くなった母親の誕生日でした。甘えん坊の私は最後まで甘えていました。葬儀委員長を務めた私は、最後のあいさつで嗚咽がこみあげて、何も言葉が出なくなりました。姉が「最後まで甘えん坊なんだから」と親戚の人に言っていました。参列者はうなずいていました。さて、いよいよ私も本を出版するという舞台が始まりますので、今日は少しエネルギーを溜めます。

（2022.6.30）

今週は術後のため、特に予定を入れていないので、毎日夕食を家で食べています。家内と居る時間が長いのですが、今週は安倍元首相の暗殺事件から新型コロナウイルス流行の急拡大など話題が豊富で、家内との間は温和に過ごせています。先日は帰宅するとスポーツ観戦が好きな家内が井岡選手のタイトル戦を見ていて、一緒に見ました。家内の入浴中だけは、私はこよなく自由に過ごしています。これが夫婦の日々感じる最高の幸福感かもしれないです。

（2022.7.15）

なかなか動き出さない息子に、家内がヤキモキして、私に同意を求めてきます。私は人に言われる前に先走りして、家内には何でも自分勝手に動くからと言われます。息子は石橋を叩いて叩いて渡ります。私は渡ってから考えます。家内はひょっとして危険な橋を、渡らずに一気に飛び越えるかも知れません。度胸一代です。

（2022.7.28）

昨日、息子が午後から眠くてどうしようもなかったようです。それは熱中症の初期症状でしょう。水分をとるように言ったところ、家内が早速買い置いていた水筒を持ち出し、息子に使うように言っていました。私は自分で水筒を買っていました。そういえば、入院の時も家内が病室で使う水筒をくれました。我が家は物がいっぱい。愛もいっぱい。

（2022.7.29）

私が前から、今年の新作のモンクレールのダウンコートを家内にプレゼントすると言っていたところ、昨日、家内が本店に行き、気に入ったコートを買ってきました。確かに本店のものはデザインが違い、洒落《しゃれ》ていました。渡したお金も余ったらしいので、来月、家内が行く旅行の費用の足しにしたら、と言っておきました。これで当分は心安らかに暮らせそうです。

（2022.8.31）

3連休明けの外来は混みました。注射だけに来る人、深刻な相談に来る人。家族の話、会社の話。中には症状が重く、済生会中央病院を緊急に紹介するなどもあり、久し振りにクリニック外来が波に乗っていました。そんな中でも雑誌の原稿をPCで校正したり、花を生けたりしていました。そして、やはり帰宅時にはスポーツジムに寄ってトレーニングして帰りました。家内が「忙しくても必ずジムに寄ってくるのだから」と言いながら、夕食の支度をしてくれました。感謝しながら小さくなって食べました。

（2022.9.22）

「今朝の院長の独り言」を読んで

横倉クリニックに通院する患者さんから
寄せられた感想の声を紹介します。

ご自身の人生を丸ごと愛し慈しむ姿勢。
それをいたずら心を持ちながら楽しく自然体で。
尽きない好奇心と行動力、他者への優しい
まなざしにいつも刺激と励みをいただいて
おり、心より敬服しています。

（57歳・女性）

院長は私よりも一回り以上先輩ですが、診察
いただく際はいつも元気で温かく、しかも常に自然
体で接していただき、その言動に対しては本当にうら
やむ限りです。また、女性からも人気が高いため、
今度、モテる秘訣をこっそりと教えていただきたいと
思っています。

（57歳・男性）

―通院の都度、拝読するのを楽しみにしてい
ます。毎朝続けておられるのがすごいです。緩い
語り口が心地よいですが、たまに達筆すぎてわ
たしには判読が難しいことがあるので、毎月
ひと月分を活字にして配っていただけるのが（答え
あわせになって）ありがたいです。

（54歳・女性）

未来への希望をいただいています。
もう「老後」と今の状態やこれからを後ろ向きに
とらえがちでしたが、日々の心持ちが大きく変
わりました。
これからも楽しみにしています。

（56歳・女性）

語りかけるような言葉に癒やされます。
先生は詩人であり、ユーモアもありロマンチストですね。
病と闘われながら、実に楽しく前向きに日々を過ごさ
れているのがわかります。
心の持ちようが大事だということも共感します。
私も先生のように若々しく、元気で前向きに生きて
いきたいです。

（50歳・女性）

院長の独り言を読んで、毎日が楽しく
過せる様になった。前向きに生きていきたい
です。

（60歳・男性）

週2回程プラセンタの注射に通っています。
生理前の不調が改善されました。
また、これから迎える更年期も、先生と相談
しながら穏やかに乗り越えていきたいです。
事前に、更年期についてのお話もしてくれるので
心の準備が出来て来ている様に思います。

（44歳・女性）

院長先生のウィットに富み前向きなパワーに
溢れる言葉に、いつも励まされています。
ありがとうございます!!
これからも日々の独り言を楽しみにして
います。笑顔の診察にも、毎回力をもらって
おります。これからも末永くよろしくお願い
します。

（42歳・女性）

いつも大変感慨深く拝見させていただいております。
先生の根幹には"粋"。これを手に入れる
ための独り言。自分もこう生きたい！粋たい！
これからも楽しみにしております。

（50歳・女性）

横倉先生の本音が聞けるメッセージとして毎日、
ワクワク、ドキドキしながら拝読させて頂いております。
特に男性視点から女性への想いが切々と伝わって来ます。
地球上に男と女しかいない。その異性への飽くなき生々しい
本能が炎の様に語られる そのストレートな横倉流トーク
が いつしか その世界に引き込まれてゆく快感はやみつき
になります。

（49歳・女性）

とってもお茶目で甘えん坊で女性好き（笑）
そして命に真剣に向き合っている先生の
お人柄がとても表れている文面。
微笑ましく、時に励まされ、人としての向き合い方を
考えさせられる一言などなど。人は歳を重ねる毎に素敵に
なって行くものなんだ……と気付かされます。
疲れてしまった時、心が休まり、落ち込んだ時、その物事に向き合い、前向
きになれる一冊になる本だと思います。

（50歳・女性）

挑戦、感謝、継続、楽しむ
時には欲望に忠実に。
人生の案内書を楽しんで拝読しています。

（51歳・女性）

おわりに

私がまだ医学部の学生だった頃、父に膵臓がんが見つかり、そのわずか8カ月後に、60才という若さで亡くなってしまいました。

40才から私は毎年必ず、誕生月の5月には胃カメラ、大腸ファイバーをはじめ腹部ＭＲＩ、喉頭鏡検査、胸部ＣＴ、血液検査などすべての検査を受けていました。

２０２１年5月の検査では特に異常はありませんでした。ところが、何の前触れもなく7月に入ったある日、突然血尿が出ました。その日のうちにＣＴ検査を受けた結果、担当医師からステージ3の腎盂《じんう》癌だと告知されました。

その日から、今まで健康だった私の人生が１８０度変わりました。１カ月後に、左腎臓と左尿管を切除摘出する手術を受け、術後は抗ガン剤投与治療を、３カ月間続けました。

実は、入院中に私は一度だけとても落ち込んだことがありました。それは、病理検査の結果が出る前の夜でした。結果によっては、今後抗ガン剤投与をするかが決まります。もし抗ガン剤治療が始まったら、その副作用で今までのような日常生活ができなくなるかもしれない――。将来の不安感と孤独感に襲われました。

その夜、悩んで考えて気がついたことは、たとえ抗ガン剤治療を始めることになったとしても、私のこれからの人生でやるべきことや、したいことは治療とは関係ないのではないだろうか……。そのような考えに切り替わった瞬間に、不安と孤独感は私の中から消え去りました。幸い手術の経過も良好で、抗ガン剤の副作用もほとんどなく治療は無事に終了しました。

ところで、「健幸外来」は私が当時勤務をしていた東京都済生会中央病院で、1990年に日本初の「健康外来」を創設したことから始まっています。この健康外来を開院してから「一体、健康とは何なんだろう？」と根本的な理念に悩み始めてしまいました。

そうして悩んだ末に、今までの健康づくりは単に動物的「ヒト」の病気だけを対象にした予防医学的健康づくりでしかなかったことに気がつきました。

人間としての「人」の健康には何が大切か。それは日々の生活の中で感じられる「満足感」をまずは持ってもらうことです。日々、「満足感」を得られる人は、その後自然に「充実感」が得られるようになります。それで、初めて人は自然に「幸福感」を感じることが出来ます。私が提唱する「健幸」の定義がそこにあります。その考えに至った2008年から「健康」という言葉を「健幸」に変えることが出来ました。

2021年の手術で感じたことは、私が生まれてから74年間の悪い所が全て切除摘出され、「新しいいのち」が与えられたのだと、私は確信しました。「いのち」は時間的な寿命ではなく、「自分が使える時間」すなわち「自分のため、人のために使える時間」です。

入院中に読んだ、元聖路加病院院長・故日野原重明先生の著書『生きていくあなたへ　105歳どうしても遺したかった言葉』に、「医学は科学の上にあるアートである」と書かれています。どんなに高度な医療を駆使しても、病気は治るかもしれませんが、人を治すことはできません。

私自身が癌患者になり、患者さんの癒やしや励みになっている「今朝の院長の独り言」は〝医療のアート〟ではないだろうかと、図らずとも入院中にそう考えました。

そんな「今朝の院長の独り言」を、24年間分を改めて読んでみました。毎年同じ月に同じようなことを書いています。2月には節分、3月は春風が吹き始めたこと、4月は桜の美しさについて書いていました。日本の四季の美しさや自然の豊かさ、日本の文化などを後世100年先の子どもたちに残し、繋げていきたいと思いました。

そのためにも、私が伝えたい真の健康＝健幸を、「今朝の院長の独り言」を読んでくださったみなさんと共に、これからも考えていきたいと思います。

世の中の多くの方々、私たちは、多かれ少なかれ病気を抱えています。どんな病気がたとえあったとしても、日々生き生きとしている人こそ真の健幸人なのです。私が提唱した「健幸」とは、病気も健幸の一部だということです。

単に生きているだけの寿命ではなく、自分が日々生きているいのちを考え直してみてください。ありのままのいのちを自分の限られた寿命に注ぎ込むことこそが、人は日々健幸に生きていることになるのです。命を使うと書いて「使命」といいます。私達はさまざまな使命を帯びて生まれてきたのです。

日々クリニックで受診者を診ていると、

悩んで苦しんでいる人　すぐに涙が出てしまう人
寝床から出られない人　仕事に行くことができない人
自分や他人を責める人　自信を無くして落ち込む人
疲れている人　世間に振り回されている人
少しの幸せを感じる人　微笑みながらやって来る人
元気になって来た人　色気が出てきた人

綺麗になった人　　　　　　　　生き生きしている人

いろんな人たちが、いろんな場所で、今日も一生懸命に生きているのだと感じます。

でもいつも皆さんにこれだけはお伝えしたいと思っています。

どんなに世の中が変わっても、「人生はいいものだ」と。

人生には苦しみも悲しみも喜びもあります。そのすべてが今を本当に生きているからこそ、死ぬまで人生は素晴らしいのです。

私が死ぬ時は誰にどうやって看取られて粋に死ねるか楽しみです。死んだ後もみんなで楽しいお墓にして、あの世ではヤンチャで甘えん坊で、恋もしたい私です。


すべては「ありがとう」から始まります。

最後にいつも支えてくれている妻と、この本の出版に当たり、診療時間が終わってからも夜遅くまで手伝ってくれた編集の三郁知恵美さん、青春出版社の樋口博人さんに感謝いたします。

2023年1月　横倉恒雄

著者紹介

横倉恒雄　医療法人社団健人会 横倉クリニック 健幸外来サロン院長。1974年、日本大学医学部卒業。同年、慶應義塾大学医学部産婦人科入局。脳下垂体ホルモン研究で博士論文を提出し、学位取得。東京都済生会中央病院産婦人科に勤務した。1990年、同病院にて日本初の健康外来を創設。快食療法の指導で一世を風靡した。1998年、横倉クリニックと健康外来サロン（2008年より「健幸外来サロン」）を開設。国際連合から、アロマオイルによる植樹活動により感謝状を授与された。毎日、クリニック入口の黒板とブログ、SNSで「今朝の院長の独り言」を発信している。

10万人《まんにん》の患者《かんじゃ》が癒《いや》された
今朝《けさ》の院長《いんちょう》の独《ひと》り言《ごと》

2023年2月10日　第1刷

著　者　横倉《よこくら》 恒雄《つねお》

編　集　株式会社 プライム涌光

発　行　青春出版社
プレミアム編集工房
東京都新宿区若松町12番1号　〒162-0056
代表　03(3203)5121
premium@seishun.co.jp

印　刷　三松堂株式会社
製　本　三松堂株式会社

ISBN978-4-413-08514-4 C0095

定価　本体1400円+税